國家古籍出版
專項經費資助項目

全漢三國六朝唐宋方書輯稿

顧問　余瀛鰲

延年秘録

佚名　撰
范行準　輯佚
梁峻　整理

中醫古籍出版社
Publishing House of Ancient Chinese Medical Books

圖書在版編目(CIP) 數據

延年秘録/佚名撰；范行準輯佚；梁峻整理．—北京：中醫古籍出版社，2019.2

(全漢三國六朝唐宋方書輯稿)

ISBN 978-7-5152-1474-0

Ⅰ．①延…　Ⅱ．①佚…②范…③梁…　Ⅲ．①方書-中國-唐代　Ⅳ．①R289.342

中國版本圖書館 CIP 數據核字（2017）第 090895 號

全漢三國六朝唐宋方書輯稿

延年秘録　佚名 撰

范行準 輯佚　梁峻 整理

策劃編輯　鄭　蓉

責任編輯　賈蕭榮

封面設計　韓博玥

封面插圖　趙石濤

出版發行　中醫古籍出版社

社　　址　北京東直門内南小街 16 號（100700）

印　　刷　北京博圖彩色印刷有限公司

開　　本　850mm×1168mm　32 開

印　　張　5.625

字　　數　64 千字

版　　次　2019 年 2 月第 1 版　2019 年 2 月第 1 次印刷

印　　數　0001~3000 冊

書　　號　ISBN 978-7-5152-1474-0

定　　價　23.00 圓

序

在國家古籍整理出版專項經費資助下，《范行準輯佚中醫古文獻叢書》十一種合訂本于二〇〇七年順利出版。由於經費受限，范老的輯稿没有全部整理付梓。學界專家看到這十一種書的輯稿影印本後，評價甚高，建議繼續籌措經費出版輯稿。有人建議合訂本太厚，不利于讀者選擇性地購讀，故予改版分册出版（其中包括新整理本）。

中國醫藥學博大精深，存留醫籍幾近中華典籍的三分之一。究其原因，昔秦始皇焚書，『所不去者，醫藥卜筮種樹之書』。漢興，經李柱國和向歆父子等整理，《漢書·藝文志》收載方技（醫藥）類圖書，分醫經、經方、房中、神仙四類，二〇五卷，歷經改朝换代、戰事動蕩，醫籍忽聚忽散，遭受所謂『五厄』『十厄』之命運。然而，由於引經據典是古人慣常的行文方法，所以『必托之于神農黄帝而後能入説』。前代或同代醫籍被他人引用、注明出處便構成傳承的第一個環節。唐代醫學、文獻學大家王燾就是這個環節的楷模。正是由於這個引用環節的存在，爲輯佚奠定了基礎，即一旦被引用的醫籍散佚，還可以從引用醫籍中予以輯録，這是傳承的第二個環節。范行準先生集平生精力，輯佚出全漢三國六朝唐宋方書七十一種。其中毛筆小楷輯稿五十八種一二二冊，鋼筆輯稿十三種十三冊。除其中有人已輯佚出版或輯稿内容太少外，本套書收載的是從未面世的輯佚稿計二十多種，十分珍貴。爲方便今人理解，特邀專家爲每種書作解題，同時也適度包含考證考異内容，前後呼應，以體現這套叢書的相對整體性。

輯稿作爲珍貴的資源，一是因爲它靠人力從大量存世文獻中精審輯出包括今人不易看到的内容。以《删繁方》爲例，該書有若干内容引自《華佗録袟》，不僅通過輯稿可以看清《删繁方》原貌，而且據此還可以看到《華佗録袟》的部分内容。這不僅對當今學術的古代溯源循證具有重要價值，對未來學術傳承也具有重大意義。二是雖然輯稿不一定能恢復原書全貌，或辨清原書作者、成書年代等項仍存在大量需要考證考異的問題，但正是這些不完善之處，却給後世學者提出了有學術研究價值的問題，如《華佗録袟》冠名華佗，而華佗因不與曹操合作遇害，留存文獻本就不多，即使存世的華佗《中藏經》，時至今日仍有爭議，那么，《華佗録袟》的眞正作者是誰？輯稿提供的線索對進一步考明其眞相也有意義。

范老輯稿大多依據唐代文獻學家王燾《外台秘要》中著録的引用文獻出處輯出，但又不是全部，部分學術内涵還有《醫心方》《華佗録袟》等古文獻著録的線索。以此爲例，王燾原創的方法正是胡適先生所謂『歷史觀察方法』的學術源頭實例，也是文藝復興以來科學研究强調觀察和實驗兩個車輪之一。所謂觀察，不是針對一時一地的少量事物，而是大樣本長時段的歷史性觀察。天文學的成果就是通過這種方法取得的。中醫學至今還在使用這種方法。所謂聚類，本來是數理統計學中多元分析的一個分支，但用在文獻聚類中也是行之有效的方法。因爲中醫的藏象學説本身就是取類比象，其辨證也多采用類辨、象辨等方法，再説《周易·系辭》早就告誡人們『方以類聚』，聚類思想當然也是中醫藥學優秀文化傳統。梁峻教授申請承擔國家軟科學研究計劃『中醫歷史觀察方法的聚類研究』（2009GXQ6B150），圍繞文獻的引用、被引用以及圖書散佚、輯佚等基本問題，運用聚類原理，應用計算機技術，從理論到實踐，闡述了中醫學術傳承中的文獻傳承范式，揭示了歷史觀察方法的應用價值。

輯稿既然在文獻傳承中具有關鍵作用，二〇一五年，經中醫古籍出版社積極響應，以《全漢三國六朝唐宋方書輯稿》爲題，又申請到國家古籍整理出版專項經費。以此爲契機，項目組成員重振旗鼓，經共同努力，將二十種散佚古籍之輯稿，重新整理編撰爲二十冊，并轉换成繁體字版，以便於台港澳地區以及日本等國學者參閲。值此輯稿即將付梓之際，本人聊抒感懷以爲序！

中國中醫科學院中國醫史文獻研究所原所長、

榮譽首席研究員、全國名中醫

余瀛鰲

戊戌年初秋于北京

原序

追求健康長壽是人類共同的夙願。秦皇漢武雖曾尋求過長生不死之藥，然而，死亡却公平地對待他們和每一個人。古往今來，人類爲延緩死亡、提高生存質量付出過巨大努力，亦留下許多珍貴醫籍。其承載的知識，乃是人們長期觀察積累、分析判斷、思辨應對的智慧結晶，并非故紙一堆，有可利用的一面。

醫籍損毁的人爲因素少。始皇不焚醫書，西漢侍醫李柱國和向歆父子對醫籍都進行過整理，但由於戰亂等各種客觀原因，醫籍和其他典籍一樣忽聚忽散，故有『五厄』『十厄』等説。宋以前醫籍散佚十分嚴重。就輯佚而言，章學誠認爲，自南宋王應麟開始，好古之士踵其成法，清代大盛。然輯佚必須辨僞，即甄别軼文僞誤、訂正編次錯位、校注貼切，否則，愈輯愈亂。

已故著名醫史文獻學大家范行準先生，生前曾在《中華文史論叢》第六輯發表《兩漢三國南北朝隋唐醫方簡録》一文。該文首列書名，次列書志著録，再次列撰人，最後列據輯諸書，將其所輯醫籍給出目録，使讀者一目了然。由於種種原因，范行準先生這批輯稿未能問世。近年，范行準先生之女范佛嬰大夫多次與筆者商討此批輯稿問世問題，筆者也曾和洪曉、瑞賢兩位同事拜讀輯稿并委托洪曉先生撰寫整理方案，雖想過一些辦法，均未果。去年，經鄭蓉博士選題、劉從明社長批準上報申請出版補貼，國家古籍整理出版規劃領導小組成員余瀛鰲先生斡旋得以補貼。于是，由余先生擔任顧問，筆者與洪曉、曉峰兩位同事分工核實資料、撰寫解題，劉社長和鄭博士負責整理編排影印輯稿，大家共同努力，終于使第一批輯稿得以問世。

本次影印之輯稿，精選晉唐方書十一種二十冊，上自東晉《范東陽方》，下迄唐代《近效方》，多屬未刊印之輯複者。各書前寫有解題，説明考證相關問題、介紹内容梗概、提示輯稿價值等。其中，《刪繁方》《經心録》《古今録驗方》《延年秘録》之解題由梁峻撰寫，《范東陽方》《集驗方》之解題由李洪曉撰寫，《纂要方》《必效方》《廣濟方》《産寶》《近效方》之解題由胡曉峰撰寫。爲保持輯稿原貌，卷次闕如、内容散漫者，仍依其舊。所收《刪繁方》一書，雖作者謝士泰生平里籍考證不詳，但其内容多引自佚書《華佗録袟》，該書存有中醫理論在古代的不同記載，如皮、肉、筋、骨、脈、髓之辨證論治方法等。現代著名中醫學家王玉川先生曾提示筆者要重視此書的研究，筆者亦曾研讀，并指導幾位研究生從不同角度開展工作，多有收穫。

范行準先生之輯稿，均很珍貴，具有重要的文獻與研究價值。此次影印出版，定名爲《范行準輯佚中醫古文獻叢書》，其他輯佚图書將陸續影印出版。筆者相信，輯稿影印本問世，對深入研究晉唐方書必將産生重要作用。欣喜之際，謹寫此文爲序。

梁　峻

二〇〇六年夏於北京

《延年秘録》解題

（梁 峻 王 勇）

《延年秘録》久佚。《舊唐書》卷四十七記載：『延年秘録十二卷。』而《宋史》記載：『延年秘録十一卷。』范行準從《外台秘要》等書中輯出二十卷，包括未分卷内容。由此可知，書中卷數記載雖異，但有一點可肯定，該書在歷史上是存在的。既然有是書，必有作者和成書年代。何時希《中國歷代醫家傳録》蔣孝璋條下載曰：蔣氏曾任唐尚藥奉御，又曰《延年方》蔣孝璋處，《外台秘要》引。在范行準輯稿中許多方下注有張文仲處，更多處注蔣孝璋處。但《延年方》與《延年秘録》是否爲同一書？假如是，那么作者和成書年代依據何先生之意見便已解决；反之，據目前掌握的資料，難以斷定。儘管如此，因范行準所輯材料本身對中醫學者有參考作用，故暫且不詳細考證其作者生平里籍，而將范行準輯佚稿情况略加説明。

范行準輯稿總共二十卷，均無卷名。每卷中都包括許多病證和對應的治療方藥。如卷一中包括胃虚、盗汗、神情恍惚、補益等内容，每個病證下均列出方藥。卷二中只有補益一類内容。既然第一卷中已有補益内容，爲何再列一卷？這需要深入研究。卷三熱風衝頭面。卷四眼、齒。卷五咳嗽、風虚多汗等。卷六霍亂、嘔吐、胃弱不食、五膈等。卷七諸痢、小便赤紅等。卷八缺。卷九傷寒、天行（上）等。卷十天行（下）、温病、諸黄、諸風熱、癧瘍等。卷十一骨蒸、虚煩不眠、汗等。卷十二中風。卷十三赤白疹。卷十四婦人。卷十五心腹痛、腰痛。卷十六痃癖、積聚、痰飲（上）。卷十七痰飲（下）、諸瘧、噫醋、恶心。卷十八缺。卷十九脚氣、喉、恶核瘰癧。未分卷内容詳見影印件。

需要指出的是：《舊唐書》《宋史》著録卷數和范行準輯佚稿卷數相差較大。范行準輯佚稿大多來自《外台秘要》。有的條文下注『右三方并無卷數』。既然無卷數，書末還單有未分卷内容，爲什么要列到别的卷里呢？這令筆者大惑不解。像這種無卷數内容列到有卷數中爲數還不少。這就提醒讀者，在閱讀尤其引用這些材料時，一定要看文末的注解，防止出現錯誤。范行準的輯稿總體看許多條文據宋熙寧本補改，應該比較權威，對輯復散佚醫書具有較大價值。

目録

延年秘録卷一

胃虚

補胃飲主胃氣虚熱不能食兼渴引飲方

茯苓四兩 人參三兩 橘皮二兩 生薑三兩 薤白切一升 豉五合綿裹

糯米二合

右七味切以水七升煮取二升去滓分温六服中間任食一日令盡忌酢物張文仲處○案張至處四字原小字細注據宋本改明

程衍道經餘居刊本王燾外臺秘要方卷八葉三十七上

盜汗

主盜汗夜卧牀席衣被並濕方

麻黄根　牡蠣碎之綿裹各三兩　黄耆　人參各二兩　枸杞根

白皮　龍骨打碎各四兩　大棗七枚擘

右七味切以水六升煮取二升五合去滓分溫六服如

人行八九里久中間任食一日令盡禁蒜熱麪等物

療夜臥盜汗方

左顧牡蠣　黄耆各三兩　麻黄根五兩　杜仲二兩

右四味擣篩為散一服方寸匕日三夜一服用敗蒲扇

煮取汁下藥禁蒜麪　外臺卷十三　五十至五十一葉

神情恍惚

急偏風膈上風熱經心藏恍惚神情天陰心中惛惛如醉

不醉方

淡竹瀝三升若熱多用竹瀝冷多用荊瀝 羚羊角屑二分 石膏十分碎綿裹

茯神切六分

右四味以水一升（案原作一斗，據熙寧本改）合竹瀝煮取一升五合去滓食後欲消分爲三服常能服之永不畏風發忌酢物

又方

生附子一兩 無灰酒一升

右二味㕮咀附子内酒中經一七日隔日飲之一小合有病出無所忤特忌猪肉生冷酢滑（外臺卷十四第四十二上）

補益

生石斛酒主風痺腳弱腰胯疼冷利關節堅筋骨令強健悅澤方

生石斛三斤搥碎 牛膝一斤 杜仲八兩 丹參八兩 生地黃切三升暴令乾

右五味切以絹袋盛以上清酒二斗垍器中漬七日。案垍原作入據遂寧本改 每食前溫服三合日三夜一服加至六七合至一升忌蕪荑 外臺卷十七葉二十八下

鍾乳散主補虛勞益氣力消食強腰腳無比方

鍾乳粉二分 防風一分 人參一分 細辛半分 桂心二銖 乾薑一銖

右八味為散分作三貼每日溫酒服一貼食時服進食

不用過飽亦不得饑日一服常飲酒令體中醺醺若熱

煩以冷水洗手面即定不用熱食亦不得大冷忌生葱

生菜

單服鹿角膠主補虛勞益髓長肌悅顏色令人肥健方

鹿角膠

右一味擣末以酒服方寸匕日三增至二三匕効

枸杞根釀酒療風冷虛勞方

枸杞根切一石五斗 鹿骨一具炙碎

右二味以水四石煮取六斗去滓澄清麴一斗須乾好

糯米一石炊如常法造酒々熟審封頭然後壓取清酒

服之除風補益悅澤人無比 外臺卷十七葉三十一上下右三方第二第三兩方

无卷數今入本卷

服大豆法令人長肌膚益顏色填骨髓加氣力補虛又能嗜食瘦人肥兩劑即令肥充不可識肥人不得服之方

大豆五升取肥好者一依作醬法料理取黃

右一味搗末以豬肪脂好銷鍊如法去滓以膏和豆末作團訖以油帛裹之著於磁器中收之一服如梧子五十丸細細加至一百丸日再 以酒飲任用下之一無所禁瘦人不過兩劑即大肥服十日已去食不知飽也秘驗神方

甘草丸主安養五藏長肌肉調經脉下氣補脾胃益精神
令人能食彊健倍力方

甘草四兩炙 人參二兩 白朮二兩 芍藥二兩 黃耆二兩 遠志二兩去心
大麥蘖二兩熬令黃

右七味擣篩為散以真蜜和攪調和藥令成丸食後
少時以酒或飲任下五丸如梧子漸加至七丸日再服
長服勿絕盡可更合非止一劑即停多分兩恐難盡又
壞分兩少服盡更常得新藥服忌海藻菘菜桃李雀肉

外臺卷十七
葉三十九上下

延年秘録卷二

補益

常服枸杞補益延年方

春夏採苗葉如常食法秋冬採子根以九月九日採子暴乾（○案月下原脱字据宋本補）九十月採根取皮作散任服至於造酒服餌各有常宜及羹粥為妙

生枸杞子酒主補虛長肌肉益顏色肥健人方

枸杞子二升

右一味以上清酒二升搦碎更添酒浸七日漉去滓任情飲之

生地黃煎主補虛損塡骨髓長肌肉去客熱方

生地黃汁五升 棗膏六合 白蜜七合 酒一升 犛牛酥四合〇案犛原作犛據宋本遍亨本改 生薑汁三合 紫蘇子一升研以酒一升絞取汁 鹿角膠四兩炙末

右八味先煎地黃等三分減一內蜜酥以蜜調入膠末候煎成以器盛之酒和服

又方

黃耆三分 人參三分 防風二分 茯神二分 甘草八分

右五味擣篩為散內前煎中更練為丸服之大效忌海藻菘菜酢物

生地黄煎主補虛損填骨髓長肌肉去客熱方

生地黄汁五升 棗膏六合 白蜜一升 好酒七合 氂牛酥三合 案氂原作犛據宋本延享本改 ○

右五味先煎生地黄汁如稠糖攪不停手次內棗膏蜜鍊如糖煎成可丸丸如彈丸日以酒服一枚日服漸至二枚食訖以酒送含咽並得無所忌唯禁蕪荑蔣孝璋處

地黄煎中加補益鎮心強志力方

鹿茸炙八分 人參六分 枸杞子十二分 茯神六分 乾薑三分 桂心三分 遠志二分去心

右七味擣篩為末取前地黄煎一升內藥中和擣令

匀丸如梧子大每食前酒下三十九日再服忌生葱大

酢 張文仲處

枸杞子煎方是西河女子神秘有驗千金不傳又名神丹

病

煎服者去萬病通知神理安五臟延年長生并主婦人久

無子冷者有能常服大益人好顏色年如十五時方

枸杞子汁三升 杏人一升去皮尖研 生地黃研取汁三升 人參十分 茯

苓十分 天門冬半斤擣汁乾者末亦得 白蜜五升 牛髓一具無亦得○案牛宋本

作生 酥五升

右九味各別依法料理先煎汁等可稱鍋內諸藥煎候

如神膏入水不散即成一服兩匙酒和服之忌鯉魚酢

物當合之時淨潔向善可得延年彊記益心力用王相

日合雖此日復須天晴明無風雨成滿日大良文仲云

此藥性非冷非熱除風理氣鎮心填骨髓更於方內加

白术令人能食時節既熱又非好日且可五分中合二

分多合恐酢壞服覺安穩續合不逢忌桃李雀肉等張文

仲處 外臺卷十七 藥三十二至三十四

淮南五柔丸療虛勞不足飲食不生肌膚三焦不調大便

秘澀 此藥和腸藏并療癖飲百病方

大黃一斤 前胡二兩 茯苓一兩 細辛一兩 蓯蓉一兩 半夏一兩洗湯 當

歸一兩 葶藶子一兩熬 芍藥一兩

右九味擣篩蜜和擣萬杵丸如梧子食前以湯飲下五

九日再服加至十九忌生菜酢物羊肉餳等 外臺卷十七葉三十

七至三十八右方原出 集驗云近効同

主補虛損強隨氣者 已上宋臣校千金引本書

黃耆 芍藥 桂心各二兩 甘草 當歸 人參各一兩

大棗二十枚 茯苓四兩 生薑 半夏各八兩 防風 芎藭各三兩

右十二味㕮咀以水一斗四升煮取三升每服八合日

二服 宋北宋本孫思邈千金要方卷十九葉二十三至二十四右方據宋臣校注錄 千金黃耆湯方詳宋

臣云近効補虛損強隨氣者無麥門冬 五味子細辛而胡有防風芎藭各三兩

地骨花單服二法 法云 大觀本草卷六葉二十七地黃條圖經引不載其方

延年秘録卷三

熱風衝頭面

蒺蔾子丸療熱風衝頭面痒如蟲行身上時有風瘮出除風熱消瘮兼補益堅筋骨倍氣力充實方

蒺蔾子六分　黄耆　獨活　白芷　防風　薯蕷各三分

枳實炙　人參　黄連各四分　葳蕤　地骨白皮各二分

桂心一分

右十二味擣篩蜜和為丸如梧子一服十丸酒下日二服加至十五丸中間欲服术益及黄連丸並無妨忌猪肉生葱　張文仲處　外臺卷十五葉四十九下

延年秘錄卷四

眼

療眼赤熱不能得好差此由肝中客熱不絶方

黄連三兩 秦皮三兩

右二味切以水三升煮取一升五合去滓食後温服分二服如人行七八里服禁蒜麵猪肉○案原脱禁至肉五字據宋本巠帘本補

療眼赤飲方

前胡 黄連 秦皮 黄芩 梔子人各二兩打碎○案原脱各三兩无打碎二字據宋本改補巠帘本作各三兩打碎 决明子二兩半 蕤人一兩碎

竹葉切一升○案原脫切字據宋本照寧本補

右八味切以水六升煮取二升五合去滓分三服食後服之忌豬肉

療眼赤方

蕤人 黃芩 梔子人 黃連 秦皮兩各二 竹葉切一升○案原脫切字據宋本補

右六味切以水五升煮取一升六合分三服

療目赤熱方

前胡二兩 防風 決明子 黃連 蕤人兩各二 竹葉切一升○案原脫切字據宋本補

右六味切以水六升煮取二升分為五服忌猪肉○案原脱忌猪肉三字據宋本幽寅本補

竹葉飲主淡熱○案淡原作痰據宋本改眼赤頭痛方

竹葉一握 犀角屑○案屑原作大字今據宋改小字 升麻 乾葛各二兩 黄芩 麥門冬去心各三兩

右六味切以水六升煮取二升分為三服

又方

竹葉一握切○案原脱切字據宋本補 麥一升淘 地骨白皮三分切○案原脱切字據幽寅本補

右三味以水五升煮取二升以麥熟為度食後分二服

蔣孝琬處此方。案蔣至方六字原小字細注據宋本改 外某卷二十一葉九至十右六方並無卷數

令目明方

瀘療香。案此享本瀘療二字缺作口口 取黍米一粒内目眥中當有水出并目中習習然引風出狀。案狀此享本作此 即明之候也常以日申時傳之若似痛以冷水洗之即定以申時傳藥者為其日至日下便漢漢暗如有物即以藥内中淚出以熟帛拭之以水洗訖便豁然明也此香以單主百病服之益人勝石乳也本云是外國用之明目甚驗天竺沈香中出此 外某卷二十一葉二十右方無卷數

療眼熱暈白翳覆瞳子方

車前子九分 決明子 黄連各九分 黄芩 秦皮 玄參

沙参 瞿麥 地骨皮 蕤核人各七分 藍實九分

右十一味擣篩蜜和丸如梧子食後飲服二十丸漸加

至三十丸差止忌猪肉 外臺卷二十一葉二十八 右方无卷數

主眼熱暈翳覆瞳子方

柴胡三兩 茯苓 枳實炙 決明子 瞿麥各二兩 黄連別漬

甘草炙 蕤人各二兩

右八味切以水一斗煮取二升七合去滓分再服忌海

藻菘菜猪肉酢物

又方

黄連　決明子　車前子各九分　黄芩　沙參　人參

地骨皮　蕤人　瞿麥　茯神各七分　秦皮　甘草

澤瀉各五分

右十三味擣篩蜜和爲丸如桐子飲服二十丸日再服

爲度

療眼肉赤差後醫掌方

決明子六兩碎　黄連　蕤人六兩　黄蘗四分　鹽碌三分

右五味擣末更研極细取少許内目中日三四度忌猪

肉

又方

秦皮一兩切 ○案原脱切字據醫心方本補

右一味以水一升五合煮取七合澄清決明用漬散內

目中一如前法 外臺卷二十一葉二十九至三十

齒

療牙齒風齲方

鼠粘子

右一味擣以水四升煮取二升半濾去滓適寒溫含之

冷吐別含取差

又方

薏苡根切四兩

右一味以水四升煮取二升含漱易之

又方

郁李根白皮切四兩　細辛一兩　鹽一合

右三味切以水四升煮取二升半去滓內鹽含之取差

外臺卷二十二葉三十九

右三方並无卷數

療風齲牙齒搖動方

車下李根白皮三兩切　郁李根也　蒼耳子三合碎

又方

芎藭三兩　細辛一兩　防風二兩　薏苡根三兩

右四味切以水六升煮取三升去滓含漱日三五度

差止　外臺卷二十二葉四十一

上右二方並无卷數

延年秘録卷五

欬嗽

紫菀飲主欬嗽方

紫菀　貝母　茯苓　杏人（去皮尖兩人者）　生薑（各三兩）　人參（二兩）　橘皮（一兩去脉）

右七味切以水五升煮取一升五合去滓分溫三服如人行七八里（○案原脱八字據興寧本改）更進一服忌葱蒜麪酢（張文仲處　外臺卷九葉三上）

貝母煎主暴熱欬方

貝母（三兩）　紫菀　五味子　百部根　杏人（去皮尖兩人者研）

甘草炙各二兩

右六味切以水五升煮取二升去滓和地黄汁三升生

麥門冬汁一升白蜜五合好蘇二合 ○案蘇卽作酥攟巡亭本改下同

生薑汁一合又先取地黄麥門冬及湯汁和煎減半内

蘇薑汁攪不得停手又減半内蜜煎如稠糖煎成取如

棗大含嚥之日三夜再 ○案一本下有服忌海藻菘菜字攟巡亭本删

鹹物 蔣孝璋方外臺卷九葉七至八上

杏人煎主氣嗽方

好杏人一升去皮尖兩人者酥熬 糖一合 蜜五合 酥一合 生薑汁一合 貝母

八合別篩末 蘇子汁一升以七小合蘇子研水和濾取汁

右七味先擣杏人如泥內後六味藥合煎如稠糖取如
棗大含嚥之日三但嗽發細細含之忌豬肉 ○蔣孝瑜處 案瑜原作瑋據寧本改

療氣嗽煎方

貝母 紫菀 百部根炙 款冬花 甘草炙各三兩 桂心二兩

右六味切以水六升煮取一升五合去滓內後藥
生地黃汁三升 生麥門冬汁五合 生薑汁五合 白蜜五合 酥五合
白糖五合 杏人三合去皮尖熬擣作膏
煎如糖一服一匙日三稍加至三匙嗽定則停忌海藻

生葱粘滑菜蕪荑蒜酢醎食豬肉等

瘶氣嗽杏人煎方

杏人五合去皮尖擣研 生薑汁二合 酥一合 蜜三合

右四味以水三升研杏人取汁內銅鐺中煎攪可減半內薑汁煎次稀糖內酥蜜煎令如稠糖一服一匙日三服夜一服稍加至兩匙忌豬肉

杏人煎主氣嗽方

杏人一升去尖皮兩人者研濾取汁 酥三合 白蜜三合

右三味以水三升研濾杏人令味盡內銅鐺中煎可減半內酥蜜煎二十沸內貝母末四分紫菀末三分甘草

炙末一分，更煎攪，以稀糖一服一匙，日三夜一服，以欬嗽止爲度，大驗。忌蒜、豬肉。外臺卷九葉十一至十二

紫菀飲，主欬方

紫菀一兩半 貝母二兩 人參一兩 橘皮半兩 生薑一兩 杏人一兩，去皮尖兩人者，研

右六味，切，以水二升五合，煮取八合，分三服，欲再服亦得。慎鹹醋蒜麵。蔣孝琬處。外臺卷九葉十七上

療三十年欬嗽七星散方

桑根白皮 款冬花 紫菀 代赭 細辛 伏龍肝各一兩

右六味擣為散取作七星聚〻如菉豆大以竹筒口當

藥上一一噏嗽之令藥入腹中先食訖即服藥日三服

後三日不差復作七聚以一臠肉炙正令熟以轉展藥

聚上令藥悉在炙肉中仰臥咬咀炙肉汁令藥力歆〻

皆毒螫咽中藥力盡吞肉前後所療皆不至食肉便愈

若不愈復作如初法必愈乃止羊牛鹿肉皆可用勿用

豬肉忌生菜外甚耆九葉二十一至二十二右名第出洋　師云近年不用接与芫花根餘同

入所

療久欬不差方

豬胰一具去脂膜　椒二十八顆開口者

右二味取胰一顆上作十四孔取椒內孔中兩胰揔著

二十八顆了以水淹煮令熟割破細切噉之令盡有驗

張文仲處　外臺卷九

葉二十三上

療欬逆上氣時時唾濁但坐不得卧皂莢丸方

長大皂莢一挺去皮子炙

右一味擣篩蜜和服如梧子一丸日三夜一以大棗膏

和湯下之　外臺卷九葉三十五右　方見古深師云此本同

紫蘇飲療欬嗽短氣唾涕稠喘乏風虛損煩發無時者宜

服此七方

紫蘇　貝母各二兩　紫菀一兩　麥門冬一兩去心　大棗五枚擘　葶藶

子一兩熬令黃別擣　甘草一兩炙

右七味切以水六升煮取二升分為四服每服如人行

七里。禁豬魚肉蒜海藻菘菜（外臺卷九葉四十一）

百部根飲主肺氣客熱暴傷風寒因嗽不安方

百部根一兩半　天門冬二兩去心　紫菀一兩半　貝母　乾葛

白前　橘皮各一兩　生薑二兩　蔥白切三合　豉三合

右十味切以水六升煮取一升七合去滓分溫三服昧

數任情亦可分為四服數間食亦得禁生冷鯉魚蒜（外臺

卷十葉四十）

天門冬煎主肺熱兼欬聲不出方

生天門冬汁一升　橘皮二兩　生地黃汁五合○案原作五升據影宋本改

白蜜五合 牛酥三合 白糖五合 杏人一升去尖皮研取汁。集驗脈研取汁三字擠

臨本補 貝母 紫菀 通草各三兩 百部根 白前 甘

草炙各二兩 人參二兩

右十四味切以水六升煮貝母等取二升五合去滓

內天門冬地黃汁煎可減半內酥蜜生薑等煎令可丸

稍強取如雞子黃大含嚥之日四五度忌鯉魚蕪荑海

藻菘菜等

地黃麥門冬煎主肺熱氣欬方

生地黃汁三升 生麥門冬汁三升 生薑汁一合 酥二合 白蜜二合

右五味先煎地黃麥門冬薑汁等三分可減一分內酥

蜜煎如稀餳內貝母末八分紫菀末四分攪令調一服一匙日二服夜一服忌蕪荑

天門冬煎主肺間熱欬咽喉塞方

天門冬三兩去心 麥門冬二兩去心 款冬花一兩 貝母一兩 紫菀二兩 茯苓二兩 升麻二兩 生薑汁二升○案至作三升據宋本改 蜜一升 酥一合 地黃汁三升

右十一味切以水八升煮七物取一升去滓內生薑地黃汁煮取一升內蜜酥於銀器中加湯上煎令成煎○案煎原作丸據宋本改一服如彈丸一枚含嚥日夜三四五九忌酢物蕪荑鯉魚等顏仁楚處

羚羊角飲主肺熱胸背痛時時乾欬不能食方

羚羊角二兩　貝母　生薑　茯苓各三兩　橘皮　人參

芍藥各二兩

右七味切以水五升煮取一升八合去滓分溫三服每

服如人行八九里久更服禁生冷蒜麵醋外臺卷十六至七十

療上氣欬肺氣胸痛方

杏人三大升去尖皮兩人者○案原脫去至者六字據曁寧本補　白蜜一大升　牛酥

二大升

右三味杏人擣碎於瓷盆中研取汁五升淨磨銅鐺勿

令脂膩先傾三升汁於鐺中刻木記其深淺又傾二升

汁以後大瓮藏至於所起處即內白蜜及酥還至本記
處藥乃成貯不津瓷器中每日三度以煖酒服一大匙
不能飲酒和粥服亦得服一七日唾色變白二七日唾
稀三七日欬斷此方非但療欬兼補虛損去風冷兼悅
肌膚白如李桃婦人服之更佳外臺卷十葉三十七右方 原出救急方近年秘錄同

風虛多汗

療風虛止汗石膏散方

石膏研 甘草炙各四分

右二味合擣下篩為散先食以漿水服方寸匕日三夜
再○晝再下原有服字據遐年本刪 忌海藻菘菜○菜下原有等字據遐年本刪

瘖風虛汗出不止方

秦艽　附子炮　石斛　菖蒲　白术　桂心各三分

麻黄根　防風各五分

右八味擣爲散，以酒服方寸匕，日三。忌羊肉餳猪肉冷水桃李雀肉生葱

外臺卷十五第二十九下

霍亂

理中丸療霍亂吐痢宿食不消方

白术二兩　乾薑二兩炮　人參二兩　甘草二兩炙　大麥蘖二兩熬令黄○

案：熬原作炒，並脱令字，據宋本、明本改補

右五味，擣篩，蜜和爲丸，以飲服十五丸，如梧子大，日再服，稍加至二十丸。忌海藻、菘菜、桃李、雀肉等。外臺卷六葉五上

療霍亂吐痢高良薑酒方

高良薑火炙令焦香，每用五兩，打破，以酒一升煮取三四沸，頓服之。療霍亂腹痛氣惡。外臺卷六葉八右方出備急，云延年同

增損理中丸主霍亂下氣能食止泄痢方

人參六分 白朮六分 厚朴六分炙 茯苓六分 甘草六分炙 薑屑二分

右六味擣篩蜜和爲丸如梧子大一服十丸飲下酒下亦得加至十五二十丸忌生葱海藻菘菜桃李雀肉大醋外臺卷六第十上

療霍亂引飲飲輒乾嘔方○案下一飲字原作後字據宋本改

生薑五兩水五升煮取二升半分二服又煮高良薑飲之大佳外臺卷六第十八上右方原出千金三卷平同

嘔吐噫噦

人參飲主吐方

厚朴湯主熱痰飲○醫心方作痰 宋本改 廣濟 氣兩脇滿痛不能食

茯苓飲主風痰○醫心方作廣濟宋本改 氣吐嘔水者方
枳實一兩炙 茯苓 白朮
人參各二兩 生薑四兩 橘皮一兩半

人參一兩 橘皮三兩 生薑一兩

右三味切以水四升煮取一升五合分溫三服

麥門冬飲主風邪熱氣衝心、悶短氣吐不下食方

麥門冬二兩去心 人參一兩 橘皮一兩 生薑三兩 羚羊角一兩屑

右五味切以水五升煮取一升五合去滓分溫三服

甘草飲主脾腎冷氣乘心痛悶吐利四肢逆冷或則煩疼方○案原脫則字據醫心方補

甘草二兩炙 人參二兩 乾薑四兩 厚朴二兩炙 白朮二兩

右五味切以水五升煮取一升五合去滓分溫三服

如人行八九里忌海藻菘菜桃李雀肉等外臺卷六 四十一下 葉

右六味切以水五升煮取一升半分三服中間任食忌桃李雀肉大酢 張文仲處 外臺卷八葉二十六上

木蘭湯主热淡飲○案淡原作痰據改气兩肋滿痛不欲食者方

木蘭 枳實炙 黄芩 白术各三兩 蘆根 白歛 升麻 芍藥 桔梗各三兩 生薑 大黄各四兩

右十一味以水八升煮取二升六合分為三服如人行三四里進一服忌桃李猪肉雀肉 一方有玄参三兩 外臺卷八葉二十七上

人參飲主嘔不能食方

人參八分 厚朴六分炙 橘皮六分 白术八分 生薑八分

右五味切以水四大升煮取一升五合分温三服忌桃李雀肉等 外臺卷六葉四十五

胃弱不食

人參飲主虚客热不能食恶心方

人參 麦门冬去心 橘皮 白术 厚朴炙各二兩 茯苓四兩

生薑切三兩 甘草炙一兩

右八味切以水八升煮取三升分為三服日三忌海藻菘菜桃李雀肉等蔣孝瑜處大効○案蔣至効六字原小字细注據宋本改

厚朴湯療不能食腹內冷氣方

厚朴三兩炙 白朮 人參各一兩 茯苓三兩 生薑五兩 橘皮二兩

右六味切以水四升煮取一升二合分為三服忌桃李雀肉酢物。蔣孝瑜處。宋本改 案蔣孝瑜處原作小字細注據外臺卷八葉三十三

五膈

凡憂膈氣膈食膈寒膈飲膈五病同藥常以憂愁思慮食飲而得之若寒食、生菜便發其病苦心滿不得氣息引脊痛如刺之狀食則心下堅大如粉絮大痛欲吐吐則差飲食不得下甚者乃手足冷上氣欬逆喘息氣短療之。案之原作以據照宋本改

九物五膈丸方

麥門冬去心 蜀椒汗各三兩 遠志去心三兩 甘草炙五兩 附子炮一兩

乾薑三兩 人參四兩 桂心三兩 細辛三兩

右藥擣篩蜜和微使淖置有蓋器中先食服大如彈丸子一丸置喉中稍稍嚥之喉中胷中當熱藥力稍盡復含一丸日三四夜一二服服藥七日知二十日平復若不能含者可一大丸作二小丸盡服之唯夏月含乃益麥門冬甘草人參耳其餘不異神良椒去以銅器熬於火上○案於宋本作如此使極熱下置地內椒器中熟攪之須臾汗出便擣合同處○案合同處此宋本作名曰起椒力有熱亦去其毒矣令有熱也忌海藻菘菜猪肉冷水生葱生菜外臺卷八葉三十八

延年秘録卷七

諸痢

增損黃連丸主腹內冷食不消及冷痢兼補方

黃連 黃耆各三分 龍骨三分 當歸 甘草炙，五分 乾薑

厚朴炙，各六分 地榆 白朮 人參各一分

右十味擣篩，蜜丸如梧子大。案四庫本脫大字。飲酒任下服十（子字下原有大字據）

五丸，日再服，加至二十丸。蔣孝璋處。案原作蔣仲璋，據四庫本改。

地榆丸主冷痢不消食腹中脹痛氣滿不能食方

地榆炙，六兩 赤石脂七分 厚朴六分，炙。案原脫炙字，據四庫本補。 白朮五分

乾薑六兩 龍骨七分 黃連十分 當歸五分 熟艾五分 烏梅肉六分，熬。

案原脫數字，據醫心方本補　甘草炙，四分

右十一味，擣篩，蜜和丸如梧子。案子下原有大字，據醫心方本刪　以飲服

二十丸。案原脫以字，據醫心方本補　日二服，加至二十五丸。忌豬肉、

冷水、海藻、菘菜、生冷、油膩、桃李、雀肉等。案原脫忌至等十八字，據醫

心方本補

吳爽師。案原作深師，據醫心方本改　療冷痢下膿血，絞臍痛，食不消，腹

脹方

吳茱萸　乾薑各六分　赤石脂　麴末熬，各八分。案麴原作炒，據醫

心方本改　厚朴炙　當歸各四分

右六味，擣篩，蜜和丸如梧子，空腹以飲下四十九丸，日再。

吴茱萸 人參 芎藭 桔梗 甘草炙各四分 枳實炙

枚 乾薑十二分 附子炮八分 蜀椒汗二十分熬〇案原脱熬字據醫心方補

右九味擣篩蜜和丸如梧子空腹飲下七丸日二服漸

加之 外臺卷二十五葉十二至十三右四方中之下三下四兩方无卷數今併本卷

烏梅肉丸主冷白膿痢食不消方

烏梅肉熬熟艾 黄蘗 甘草炙各八分

右四味擣篩蜜丸如梧子以飲服十五丸日三服忌海

藻菘菜〇案原脱海藻至菜四字作忌同前據醫心方本刪 以外臺卷二十五葉十四下

駐車丸主赤白冷熱痢腹痛方

黄連六兩去毛〇案原脱去毛二字據醫心方本補 乾薑二兩 當歸三兩 阿膠炙三兩

右四味擣篩三年酢八合消膠令鎔和併手丸如大豆以飲服三十丸日再忌生冷滑猪肉冷水○案原脫忌至水八字據熙寧本補 外臺卷二十五葉三十至三十一

駐車丸主赤白冷熱血痢腹痛者方

黃連六兩 乾薑 當歸 阿膠各三兩

右四味擣篩以三年米醋煮膠令消和藥眾手撚丸如梧子每以飲下三十丸日再服亦療產婦下痢不止者服之甚驗忌猪肉冷水粘膩等物 外臺卷三十一葉二十四右方原无卷數

小便赤紅

論曰療小便赤色如淺紅花汁此是憂愁驚恐心氣虛熱

於

客邪氣與熱搏於心，所以故小便赤。案原脫故字，據涵寧本補 心主南方火，王在四月、五月、六月，其色赤，驚恐動於心，心不受邪，邪即傳於小腸，滲入胞中，所以小便赤。此為微邪，其病猶輕，令服丸子可得漸差。心之可是火，火惡於清，清可是水，水能滅於火。案原脫於字，據涵寧本補 既損心氣，即不得食熱及冷水，并勿憂愁。如不慎恐小便色赤及血，漸可雖愈，令處乾地黃丸，補心神，益脾氣，散客熱，自然調和，小便色即自變如常。第一不得憂愁在心，并勿食熱食及冷水等方

乾地黃 黃耆各六分 防風 遠志 茯神 栝樓子 芩各四分 鹿茸炙，三分 龍骨四分，五色者 人參五分 滑石十二分

石韋湯漬一宿，刮去皮 當歸各二分 芍藥 蒲黃 甘草炙

戎鹽各三分 車前子八分

右十八味，擣篩爲末。○案：原脫"擣"字，據熙寧本補。以蜜及麦膏各半

相和爲丸，如梧桐子大，每食後少時，以

粥清下十丸，日二三，稍加至十五、二十丸，以知爲度。禁

熱食及冷水、海藻、菘菜、蕪荑、酢。許孝璋處。○案：原脫"禁"至"酢"十三字，據熙寧本

補。又案："許孝璋"疑"蔣孝璋"之誤。

茅根飲子，療胞絡中虛熱，時小便如血色方。

茅根一升 茯苓三兩 人參 乾地黃各二兩。○案：原脫"各"字，據熙寧本補。

右四味，切，以水五升，煮取一升五合，去滓，分溫五六服。

中間任食一日令盡○案原脫中至食四字又令盡原作食盡據熙寧本改補忌大

蒜蕪荑大酢五辛熱麵等物○案原忌至物十三字據熙寧本補外臺卷二十

七亘葉十四至廿五

延年秘錄卷九

傷寒

續命丸療傷寒及癖實痰瘧○集原作飲擾宋本與本改百病方

大黃五兩 黃連一兩 麻黃五兩去節 甘遂三兩熬 黃芩二兩 芒消二兩

研杏人七十枚去皮尖熬 巴豆一百枚去心熬研 致一升

右九味擣篩蜜和丸得傷寒一日服一丸如小梧子大二日二丸至六七日六七丸但吐下得汗愈若水癖及痰實服三五丸日二

外臺卷二十右方原出古今錄驗云延年同集原本日二下尚有忌豬肉冷水蘆笋七字惟宋本與延年同三字在日二下故删之○

療傷寒骨節疼頭痛眼睛疼欬嗽知母湯方

知母二兩 貝母三兩 乾葛三兩 芍藥三兩 石膏四兩碎 黃芩三兩 杏人

一兩去皮尖及雙人 梔子人三兩擘

右八味切以水七升煮取二升五合去滓分為三服如

人行八九里再服忌蒜麵七日 外臺卷二第二十一至二十二

天行上

療天行頭痛壯熱一二日水解散方

麻黃四兩去節 大黃三兩 黃芩三兩 桂心二兩 甘草二兩炙 芍藥二兩

右六味擣篩為散患者以生熟湯浴訖以煖水和服方

寸匕覆取汗或利則便差丁強人服二方寸匕忌海藻

生葱菘菜 生菜

梔子湯主天行一二日頭痛壯熱心中熱者方

梔子三兩 黃芩三兩 豉一升綿裹 葱白切一升 石膏四兩碎綿裹

乾葛四兩切

右六味切以水七升煮取二升六合去滓分溫三服如人行八九里再服忌麪酒生冷等物

解肌湯主天行病二三日頭痛壯熱者方

乾葛四兩 麻黃三兩去節 芍藥二兩 黃芩二兩 甘草一兩炙 大棗二十枚擘 桂心一兩

右七味切以水八升煮取二升半去滓分三服得汗愈

忌海藻菘菜生葱等蔣孝璋處 ○案蔣孟處四字原小字細注據宋本改

療熱似天行四五日熱歇後時往（來時）來惡寒微熱不能食者

知母湯方

知母二兩　枳實三兩炙　梔子人三兩　豉一升熬別裹

右四味切以水六升煮取二升半去滓分溫三服五人

行八里一服忌蒜麵

療天行五日頭痛壯熱食則嘔者竹茹飲方。案茹原作茹據宋本改下同

竹茹二兩　生薑三兩　黃芩二兩　梔子人二兩

右四味切以水五升煮取一升六合去滓分溫三服忌

蒜熱麵等五日

療天行五六日頭痛骨節疼痛腰痛兼痢黃芩湯方

黃芩三兩 梔子人三兩 芍藥三兩 豉一升綿裹

右四味以水六升○案原脱以字據宋本補 煮取二升半去滓分

三服忌物依前

柴胡湯天行五六日壯熱骨煩疼兼兩脅連心肋下氣脹

急硬痛不能食恐變發黃者方

柴胡三兩 枳實三兩炙 栝樓三兩 黃芩三兩 梔子人三兩 茵蔯三兩

龍膽二兩 大黃三兩切

右八味切以水九升煮取二升七合去滓分溫三服忌

熱麵蒜 外甚者三葉

療天行熱毒垂死破棺千金湯方 四五日結胸滿痛壯熱身痛 十二 十三 已上本書

苦參一兩

右一味㕮咀，以酒二升半，舊方用苦酒煮取半升，去滓

併服，當吐，如烊膠便愈，神驗。外臺卷三葉十二上右方系出文仲云近年同治

天行四五日結胸滿痛云七

療天行壯熱頭痛發瘡如豌豆遍身大青湯方

大青三兩 梔子二七枚，擘 犀角屑一兩 豉五合

右四味切，以水五升煮取二升，分三服之。○案：服下原有服字，據宋

本脫 宋本刪 無所忌

水解散，療天行熱氣則生疱瘡疼痛，解肌出汗方。出翟平世

麻黃一兩，去節 黃芩二分。○案：原作三分，據宋本、近事本改 芍藥二分 桂心二分

右四味，擣篩，煖水解服二方寸匕，覆令出汗，日再服。差者減之。忌海藻、菘菜、生葱。外臺卷三第三十二　右方原出古今錄驗，云與范汪同

療豌豆瘡初發覺欲作者方

煮大黃五兩服之。外臺卷三第三十一　右方原出千金，云與范汪同

葛根飲，主熱病勞復身體痛，天行壯熱煩悶。葛根湯方

葛根一兩　葱白一握○案宋本作一握　豉半升　米一合

右四味，先切葛根，以水九升，煮取七升，則內葱白，更煮取四升，去葛及葱滓，訖則內豉及少許米，煮取三沸，並漉去米等滓，分四服，當有汗出，即差。明旦又更作服。忌豬肉、蒜等。外臺卷三第四十四

全漢三國六朝唐宋醫方　一　校考室

延年秘錄卷十

天行 下

竹茹飲主痢後得天行○案行下原有病字，據宋本與寧本刪 頭痛三四日

食即嘔吐者方

竹茹二兩 橘皮二兩 生薑四兩 人參二兩 蘆根切，一升 粳米一合

右六味切，以水六升煮取二升五合，去滓，分溫五六服。

中間任食，忌熱麵、生冷。張文仲處○案張至處四字原小字，細注，據宋本改

療天行熱病七八日成黃，面目身体黃，心滿喘氣麤，氣急

者茵蔯丸方

茵蔯三兩 大黃五兩 梔子人二兩 黃芩二兩 鱉甲二兩，炙 常山二兩

芒消二兩 巴豆一兩去皮心熬 椒二兩 豉三合熬

右十味擣篩以蜜和為丸如梧子大患者飲服三丸以得吐利則差忌莧菜生葱生菜野猪肉蘆笋 外臺卷三葉十四上

溫病

辟溫方

正旦取東行桑根大如指長七寸以丹塗之懸著門戶上又令人帶之 外臺卷四葉七上

療疫氣。案原作屠蘇酒辟疫氣據熙寧本改令人不染溫病及傷寒歲旦

屠蘇酒方。案屠蘇酒三字原作飲之二字據熙寧本改

大黃 桂心各十五銖 白朮十銖 桔梗十五銖。案原脫五字據熙寧本補 菝

萸　蜀椒十五銖汗。案原脫五字據幽寧本補　防風十二銖。案此藥肘後有廣濟无今據本書補　烏頭三銖炮。案原作各陸銖據幽寧本改

右八味。案廣濟无防風作七味　㕮咀。案㕮咀原作切字據幽寧本改　絳囊盛。案囊原作袋據幽寧本改　以十二月晦日日中。案日下原脫日字據幽寧本補　懸沈井中令至泥。案原作泥據幽寧本改　正月朔日平曉出藥。案日原作旦據幽寧本改　置酒中屠蘇之。案屠蘇之作煎數沸據幽寧本改　東向戶中飲之。之字據幽寧本刪　案東上原有于　屠蘇之飲，先從小起，多少自在。一人飲一家無恙。案恙原作疫據幽寧本改下同　一家飲一里無恙。飲藥酒三朝，還置井中。案三上原有待字還下原有滓字據幽寧本刪　若能仍歲飲。案原脫若字據幽寧本補　可代世無病。案可下原脫代字據幽寧本補

當家內外井。案外下原有有字據此字本刪 皆悉著藥辟溫氣也忌

猪肉生葱桃李雀肉等。案原脫忌至等十字據此字本補 右方原出廣濟云延年

有防風十二銖

辟溫氣太乙流金散方。案辟溫氣三字原在流金散下並原脫方字據此字本改補

雄黃三兩 雌黃二兩研入。案原作六兩並原脫研入二字據此字本改補 礬石一兩

半燒令汁盡。案原脫燒至盡四字據此字本補 鬼箭羽一兩。案原作一兩半據此字本改

羖羊角二兩炙屑。案羖原作羚二兩上有燒字並原脫炙屑二字據此字本補

右五味擣篩為散。案擣原作治下並脫為散二字據此字本改補 三角絳囊

盛一兩。案囊原作帒據此字本改 帶心前并門戶上。案并下原有掛字據此

字本刪 若逢大疫之年月初日。案月初日原作以月旦據此字本改 青布

罨一刀圭中庭燒之溫病人亦燒大燻之外臺卷四葉二至三已上二方

並出廣濟○案原作二方肘後據幽事本改

辟溫病粉身散方

芎藭 白芷 藁本

右三味等分下篩○案分下至有搗字據幽事本刪内米粉中以粉塗

身

治溫病不相染方

正旦吞麻子赤小豆各二七枚又以二七枚投井中

外臺卷四葉四至五

右二方並出千金

許季山所撰干敷散主辟溫疫疾惡令不相染著氣方

附子一枚一分炮 ○案原脱一分二字據醫心方補 細辛一分 乾薑一分 麻子一分

研 栢實一分

右五味搗篩爲散正旦以井華水各服方寸匕服

藥一日十年不病二日二十年不病三日三十年不病

受師法但應三日服歲多病三日一服之忌豬肉生菜

○案原脱忌豬肉生菜五字據醫心方補

外臺卷四葉六下右方亦出古今錄驗

主辟溫疫疾惡氣令不相染易豉湯方

豆豉一升 伏龍肝三兩研 小兒小便三升

右三味用小便煎取一升五合去滓平旦服之令人不

著瘴疫天行有瘴之處宜朝朝服外臺卷四葉八上

諸黃

療黃瓜蒂湯方

瓜蒂一兩 赤小豆四十九枚 丁香二七枚

右三味擣末，以水一升煮取四合，澄清，分為兩度，滴入

兩鼻中。外臺卷四葉十六下

療急黃，心下堅硬，渴欲得水喫，氣息喘粗，眼黃，但有一候

相當，則須服此瓜蒂散。○案劉原作即，據此亭本改。則差方

瓜蒂二小合，熬。○案原脫熬字，據此亭本補。 赤小豆二小合。○案原脫小字，據此亭本補。二下

右二味擣篩為散，年大人煖漿水五小合，和散一服，滿

一方寸匕，一炊久當吐，不吐，更服五分匕，水下減之。若

輕病直吹鼻中兩黑豆粒大亦得當鼻中黄水出即歇
并宜灸心厭骨下一寸名巨闕灸五七壯以來初小作
灶在後漸大仍不得大方梧子○案方原作如據影寫本改
吐訖及灸了訖即渴仍服麥門冬飲子方
麥門冬四兩去心 栝樓三兩 竹葉一升 茯苓四兩 升麻二兩 生蘆根
一升 甘草一兩炙
右七味切以水七升煎取二升五合絞去滓分溫三服
之別相去如人行八九里久服此飲渴即止忌肉麵果
子生冷酢物海藻菘菜等○案原脱忌至等十四字據影寫本補外其卷四葉十九
梔子湯療遍身黄如橘心脇滿急方

療歷節風四肢頭面腫方
黄耆十二分　獨活八分　生地黄切三升暴乾　豆豉一升熬　鼠
杏子三升暴乾
右五味擣篩為散一服方寸匕飲汁下日二服加至二三匕忌蕪荑[illegible]豬肉一方無畏粘子
療歷節風流入腰腳方

梔子人四兩　黄芩三兩　柴胡四兩　升麻三兩　龍膽草二兩○案原作三兩據興寧本改　大黄三兩　栝樓三兩　芒消二兩

右八味切以水九升煮取二升八合去滓分溫三服相去四五里進一服外臺卷四葉二十五

諸風熱

黄連丸主風熱氣發即頭面煩悶不能食兼欠呿眠睡不安方

黄連十二分　人參　茯神各六分　葳蕤四分　豉一合熬　生薑屑三分

右六味擣篩蜜和為丸如梧子一服十丸食上飲汁下日二服加至十五二十丸○案五下原有丸字據興寧本刪　忌豬肉冷

獨活六兩 玄參四兩 犀角屑
升麻各三兩 生地黃切三升暴乾
豉三合 鼠粘根切三升暴乾
右七味擣以篩為散服方
寸匕飲汁下日二服加至
二三匕忌蕪荑蒜熱麵
卷十四第二
十五二十一

水酢物

葳蕤飲主風熱項強急痛四肢骨肉煩熱方

葳蕤三兩 羚羊角屑 人參各二兩 葱白切一升 豉一升綿裹

右五味切以水五升煮取二升去滓內豉煮取一升五合去豉分溫三服如人行八九里服微汗即差忌蒜麵

脂魚 文仲處

葳蕤丸主虛風熱發即頭熱悶不能食方

葳蕤六分 人參 白朮各五分 甘草四分炙

右四味擣以篩蜜和為丸如梧子一服十丸食上飲汁下日三服至十五二十丸忌桃李海藻菘菜雀肉等物 文仲處同

此事本无物字 外臺卷十五葉三十至三十一葉葳蕤飲葳蕤丸二方主治圖經引之文相同惟方名在下但方与服法均闕詳見柯刊證史大觀本草卷六葉四十一圖經葳蕤條引

療風熱頭痛掣動方

防風 黄芩 升麻 芍藥各二兩 龍骨 石膏碎各四兩 乾葛三兩 竹瀝二升

右八味切以水六升和瀝煮取二升六合去滓分温三服日晚再蒜麵猪肉油膩

療風勞氣吐逆不能食四肢骨節酸疼頭痛頭重方

茯苓三兩 橘皮炙 人參 芍藥各二兩 生薑四兩

右六味切以水五升煮取三升去滓分温三服日晚再

忌麵蒜醋物 外臺卷十五葉三十四

薯蕷酒主頭風眩不能食補益氣力方

薯蕷 白朮 五味子 丹參各八兩 防風十兩 山茱萸二升碎 人參二兩 生薑屑六兩

右八味切以絹袋盛酒二斗五升浸五日溫服七合日二稍加忌桃李雀肉等 外臺卷十五葉三十六至三十七上

療頭風旋不食食即吐方

前胡三兩 白朮 防風 枳實炙 茯神各三兩 生薑四兩

右六味切以水六升煮取二升去滓分溫三服忌桃李雀肉酢

療風邪氣未除發即心腹滿急頭旋眼運欲倒方

芎藭　獨活　防風　白朮　杏人去皮尖　枳實各二兩

茯神三兩　生薑四兩　羚羊角屑　黃芩各一兩

右十味切以水九升煮取三升分為三服日三忌桃李

雀肉大酢蒜麵等

療風痰氣發即頭旋嘔吐不食防風飲方

防風　人參　橘皮各二兩　白朮　茯神各三兩　生薑四兩

右六味切以水六升煮取三升去滓分溫四服中間任

食一日令盡忌大酢桃李雀肉蒜麵等物外臺卷十五葉四十九下

風癲

塗風瘮蒴藋湯方

蒴藋根切　蒺藜子　羊桃切　楮枝切　茺蔚子　石鹽各半升　辛夷人　礬石各三兩

右八味切以水一斗煮取三升去滓内鹽攪令消用塗風瘮上下塗之　一方有茺蘺○案小品葛氏云案有茺蘺者是白茺蘺

又方

取枳實以醋漬令濕火炙令熱適寒溫用熨上即消

文仲處　外臺卷十五第四十二下

蒴藋膏主身癢風搔瘮方

蒴藋根切　蒺藜子各一升　附子　獨活　犀角屑　薔薇根

斂

白芷 防風 苦參 及已 升麻 白蘞 防己
各三兩 川椒 莽草 青木香 蛇床子 蛇銜草各二
兩 茺蔚子一升切 枳實五枚炙 茵芋二兩半切
右二十一味切以苦酒漬令淹匝一宿明旦銅器中炭
火上用豬膏五升煎令三上三下以候白芷色黃膏成
絞去滓內不津器中用摩風瘙
茺蔚浴湯主身癢風搔或生隱疹方
茺蔚 蒺藜 羊桃 蒴藋根苗亦得 漏蘆蒿各一斤 鹽三斤
右六味切以水三石煮取二石五斗去滓內鹽令消適
寒溫先飽食乃入浴能良久浸最好每至夜即浴浴訖

正卧慎風冷法 外臺卷十五葉四十四至四十五右二方原出第十三卷

牡丹膏主項強痛頭風搔癢瘡風腫方

牡丹皮 當歸 芎藭 防風 升麻 防己 芒消各六分 芍藥 細辛 乾薑 犀角屑 漏蘆 蒴藋 零陵香各四分 杏人去兩人皮尖碎 梔子人 黃芩 大黃 青木香各三分 竹瀝二升

右二十味切以竹瀝漬一宿醍醐三升半煎於火上三下三上候芍藥黃膏成絞去滓以摩病上

犀角竹瀝膏主風熱發即頭項脈掣動急強及熱毒癢瘡方

犀角十二分　升麻八分　萆薢根　秦艽　獨活　白及紫○

及本作蒺藜　無本段　菊花　白术　防己　白芷　當歸

防風　芎藭　青木香　寒水石碎　苦參　漏蘆根

各四分　蒺藜子二合　莽草二分　枳實二枚破　梔子人七枚　竹瀝三升

吴藍一兩

右二十三味切，以竹瀝漬一宿，明旦於炭火上和豬脂

五升煎，令九上九下，以候白芷色黄，膏成，絞去滓，內於

不津器中，用摩風處，日三。外臺卷十五第四，第七卷十五至四十六，右二方原缺

療風瘙癢悶，搔之汁出生瘡，洗湯方

苦參一斤　漏蘆根一斤　枳實五兩　蒺藜一斤　楮莖葉

嫩者一小斤

右五味切以清漿水二升煮取一大升以綿沾拭瘡痒處

日八九度訖以粉粉拭處差

枳實丸主風熱氣發衝頭面熱皮膚生風𤺄瘙痒盛生瘡

不能多食方

枳實炙　蒺藜子　苦參各六分　人參四分　獨活　天門冬

去心　菌桂各三分　白朮

右八味擣篩蜜和丸如梧子一服十丸用薄酒下日二

加至十五丸忌蒜麵鯉魚桃李雀肉生葱

枳殼摩角膏療諸熱風毒氣瘡衝出皮膚搔癢即癮𤺄痺赤起

兼有黃水出後結爲膿窠瘡。案瘻巡 宋本作痛 悉主之方

升麻　犀角屑　白歛　漏蘆　枳實炙　連翹　生地

銜草　乾薑　芒消研湯成下 各二兩　黃芩三兩　梔子二十枚擘

蒴藋四兩　玄參三兩

右十三味切，以竹瀝二升漬一宿，以成鍊豬脂五升煎

令竹瀝水氣盡，去滓，內芒消，攪令凝，膏成，用摩患處

日五六度益佳。外臺卷十五第四十七至四十八 右二方之第三方无卷數

瘰癧

瘰癧瘡方

苦酒於瓦甌底磨硫黃令如泥，又取附子截一頭，又

痵疏黄上使熟將剛先以布拭瘍上數過乃以藥傅

之即愈深師屬 外其卷十五葉 五十上

右方原出集驗云深師同

延年秘錄卷十一

骨蒸

桃奴湯主伏連鬼氣發即四肢無力日漸黃瘦乍好乍惡不能食方 ○案原脫食字據延年本補

桃奴 茯苓九兩 三 鬼箭羽 芍藥 人參 橘皮各二兩 生薑四兩 檳榔七枚 麝香一分別研

右九味切以水九升煮取二升七合去滓內麝香溫分為三服少行八九里久忍大醉生冷 五辛 外臺卷十三葉二十五右

方原出第十七卷中今入本卷

療鬼氣骨蒸氣日漸羸方

下

獺肝十六分炙 人參 沙參 丹參各三分 鬼臼 苦參各二分

右六味擣篩蜜和丸如梧子大一服十丸飲汁下日三服加至十丸禁生冷猪魚肉生血等物

五香丸主天行瘟疫惡氣熱毒心肋氣滿脹急及疰鬼氣等方

青木香 犀角屑 升麻 羚羊角屑 黄芩 梔子人各六分 沈香 丁香 薰陸香各四分 麝香 鬼臼各二分 大黄 芒消各八分

右十三味擣篩蜜和丸如梧子一服三丸飲下日三服加至七丸以差止禁麪猪魚 外臺卷十三第四十至四十一

虛煩不眠

酸棗飲主虛煩不得眠并下氣方

↑酸棗仁二升 茯苓三兩 人參三兩 生薑一兩半 麥門冬一兩去心 橘皮二兩 杏人二兩去尖碎 紫蘇二兩 苗〇案原脫苗字據宋本臆寶本補

右八味切以水七升煮取一升半分再服忌大酢

酸棗飲療虛煩不得眠脅下氣衝心方〇案氣下原脫氣字據宋本本臆

補寧本

酸棗人一升 人參二兩 白朮二兩 橘皮二兩 五味子二兩半 桂心一兩 茯神二兩〇案原作茯苓據宋本正 生薑四兩

右八味切以水八升煮取二升半去滓分三服忌桃李

雀肉生葱酢物蔣孝璋方

酸棗飲主虛煩不得眠方

酸棗人一升　茯神二兩　人參二兩　生薑三兩

右四味切以水五升煮取一升二合去滓分再服忌酢物蔣孝璋處

茯神飲療心虛不得睡多不食用此方

茯神四兩　人參三兩　橘皮二兩　甘草一兩半炙　生薑二兩　酸棗人一升

右六味切以水一斗煮取二升去滓分三服忌海藻菘菜酢物蔣孝璋處　外臺卷十七葉四十八下至四十九上

汗

澤瀉湯療大虛煩躁止汗治氣方

澤瀉　茯苓各二兩　牡蠣熬　白朮各一兩　生薑斤半

右五味切以水八升煮取二升分服一升日再服忌桃李雀肉酢物等○案原脫忌至等八字據巡宦本補

都梁散療汗出如水及汗出衄血吐血小便血殆死方

都梁香二兩　紫菀　人參　青竹茹　蓯蓉各一兩　乾地黃二兩令燥熬

右六味擣下篩水服方寸匕不效須臾再服忌蕪荑

療大病之後虛汗不可止方

杜仲　牡蠣熬等分

右二味擣下篩，向暮臥以水服一錢匕，午前汗止者不再服，服之令人乾燥。若汗不止者，復服一錢，不過再必愈，有驗。天行及百病後虛吸漏汗，遂溫之，無不止者。

療大病後虛汗出不禁者方

粢粉　豉焦炒，等分　故竹扇如手掌大，燒取灰

右三味合擣，以絹囊盛粉傅之，止，最驗。當先熬末粉之。

粉散，療大病後身體虛腫汗出止汗方

麻黃根三兩　防風　乾薑　細辛各二兩　白歛一兩

右五味合下篩，以粢粉五升熬令黃，合和以粉身。忌生菜。○案原脫忌生菜三字，據聖濟本補

外臺卷二十三葉五十九至六十上

汗後遂漏不止其人惡風小便難四肢微急○案肢原作股據延年本改雖以屈伸桂枝加附子湯方

大棗十三枚擘 附子一枚大者炮去皮破八片○案原脫大者二字又脫去皮至片五字並據延年本補

桂心三兩 芍藥三兩 生薑三兩 甘草二兩炙

右六味切以水七升煮取三升溫服一升忌豬肉冷水海藻菘菜生菜○案原脫忌至菜十一字據延年本補外臺卷二十三葉五十八下右方原出

集驗云與延年同出本張仲景傷寒論方

延年秘録卷十二

中風

療偏風半身不遂冷痹疰等方

桃人一千七百枚去兩人尖皮以好酒一斗三升並大升斗浸經二十一日出桃人暴乾擣令極細堪作丸即止日別再服々別三十丸還將浸桃人酒服之禁食猪肉蒼耳餘並不禁

小續命湯主偏風半身不遂口眼喎不能言語拘急不得轉側方

麻黄去節 防已 附子炮去皮 芎藭 桂心 黄芩 芍

藥 人參 甘草炙各一兩 杏人四十枚去皮尖兩人 生薑四兩切

防風一兩半

右十二味切以水八升煮取二升六合分為三服隔五日更服頻進十劑病不愈乃至二十劑忌海藻菘菜生葱猪肉冷水 外臺卷十四葉四十一至四十二○案宋臣校千金方卷八葉函云此方无防風今此方有之

延年秘録巻十三

赤白癜

療赤白二癜丸方

白朮五两一斤 蔓荊子四分 防風四分 附子二分炮 桂心二分

右五味擣篩蜜和為丸如梧子大酒服十丸日二服稍加至十五丸若能作散服一錢匕禁食桃李雀肉青魚鮓豬肉冷水生葱○案原脱「禁至葱」十五字據鈔本補 此療風癜正方

凡風皆由舊來有風氣所以方中不得不用桂心附子白朮既用一斤附子只有二分復有防風即其防風即能斷附子毒所以一物者亦無所至伏聽進止

其赤癮○案癮寅本作胗心家稍虛熱氣相搏其色赤宜作芒硝

湯拭之方

芒硝三兩

右一味用湯一升內芒硝令消散以帛子沾取拭癮即

漸除湯盡更合以前二方件赤白癮方許崇處外甚卷三十葉三十八上下

論曰凡風癮有二先受風冷氣其癮色白厚搔之即破而

手下有道住有據○案住原作生據醫寅本改此是脾家風冷氣宜外洗

拭即定方

吴茱萸一兩清酒一升煮取五合以軟帛取汁拭癮

處不過三兩度即定如癮處多用盡更合白癮即差

肺藏受宂冷氣所發也

療肺風熱皮膚生風結狀如癮疹或生風搔大水瘡粟粒戢

〻然方

天門冬八分去心 枳實十二分炙 一六八分○案原脫白炙至分五字據巡寧本補

术 人參各六分 獨活 苦參各五分有冷不用

右六味擣篩蜜和為丸梧子大食後以飲下七丸日再

服至加十九丸忌鯉魚桃李蒜雀肉青魚鮓○案原脫鯉至鮓十字作

如常法三字據巡寧本改補

外其卷三十葉三十九上下

延年秘録卷十四

婦人

療婦人子藏僻冷結無子坐藥方

蛇床子三兩 芫花三兩

右二味擣篩取棗大紗袋盛内產門中令没指袋必長

作〇案作系作便時振出寫本改 須去任意卧著慎風冷 外臺卷三十三葉八右方

原出卷四中今入本卷

療月水不利閉塞絕產十八年服此藥二十八日有子金

城太守白薇丸方

白薇 細辛各五分 人參 杜蘅 厚朴炙 牡蒙 半

夏洗　白殭蠶　秦艽　當歸　紫菀各三分　牛膝　沙
參　乾薑各二分 ○案原作三分 據與喜本改　蜀椒汗　附子炮　防風各六
分　桔梗　丹參各三分
右十九味末之蜜和丸先食服如梧桐子三丸不知稍
增至四五丸此藥不長將服 ○案長下原作可覺有身則字 據與喜本改
止用大驗忌餳猪肉冷水生葱生菜 外臺卷三十三葉九至十 右方原出
千金云此年同有桔梗　丹參各三分
姙娠十月五藏俱備六腑齊通納天地氣於丹田故使關
節人神皆備但俟時而生 外臺卷三十三葉二十至二十一 右方原出千金云此年同
療婦人懷姙數傷胎方

鯉魚二斤粳米一升

右二味如法作臛少著鹽勿著葱豉醋食之甚良一月中頓三過作效安穩無忌 外臺卷三十三葉二十八右 方原出廣濟云正字同

療婦人傷娠及胎死腹中胞衣不出產後疾病及諸困竭欲死方

刺取羊血及熱飲之不能者人含吐與之能多益善

若不能咽嗽少鹽又水潠其面此方神驗

胞衣不出方

以洗兒水服半盞即出

療胞衣不出腹中滿則殺人方

但多服猪膏又大豆一升苦酒一斗煮取三升分三
服

又方

吞雞子黄兩三枚解髮刺喉中令得嘔即出若困極
死者以水一升煮栝樓一枚三兩沸寫口中汁下即出

外臺卷三十三
葉七十上下

增損澤蘭丸主産後風虚勞損黄瘦方

澤蘭七分 防風 乾地黄 當歸 細辛 桂心 茯
苓 芍藥 人參 甘草炙 藁本 烏頭炮 麥門冬
去心 石斛 紫菀 芎藭各五分 乾薑 柏子人 蕪荑

人　厚朴炙　蜀椒汗，各四分　白术　黄耆各六分　紫石英研

石膏研，各八分

右二十五味，擣篩，蜜和丸如梧桐子，以酒下二十丸至三

十丸。忌如常法。外臺卷三十四第二十至二十一。右方无卷數

澤蘭丸，主產後風虛損瘦，不能食，令肥悅方

澤蘭七分　當歸七分。○案原作十分，據北宋本改　甘草炙，七分　藁本三分

厚朴炙，三分　食茱萸三分　蕪荑三分　白芷三分　乾薑三分　芍藥三分

石膏八分，敦煌者，研。○案原脫，敦至研四字據北宋本補　人參四分　梔子人四分　桂

心四分　白术五分

右十五味，擣篩，蜜和丸如梧桐子大，酒服十五丸，日二

加至二十五丸忌生冷酢滑猪牛肉热麺生葱桃李雀
肉海藻菘菜等○案原脱生至等二十字作如常法三字攟醫心方本段補外臺卷三十四葉
二十四右方原无卷数

延年秘録卷十五

心腹痛

療心痛茱萸丸方

吴茱萸半一兩 乾薑半一兩 桂心一兩 白朮二兩 人參一兩 橘皮一兩 附子半兩 杞一兩 椒一兩去閉口者及目汗○案原作蜀椒並原脱去至目六字作一兩出汗四字據鄭本改補 甘草炙一兩 黄芩一兩 當歸一兩細切○案原脱細切二字據匪寧本補 宋本匯寧本補

右十一味擣篩爲散蜜丸一服五丸如梧子大日三服稍加至十九○案原脱十九二字據匪寧本補 十五丸忌猪肉生葱海藻菘菜桃李雀肉等藥尽更合酒飲無在○案在原作拘據宋本匯

補寧丰食前後任意外臺卷七葉二

療冷氣又刺。集又至作久，宋本幽寅本段擄心痛不能食方

當歸　桂心　桔梗　吳茱萸　人參　白朮　高

良薑六分　已上各　橘皮三分

右八味擣篩為散蜜和為丸如梧子大一服十丸酒下

日二服加至十五二十丸為度忌生葱桃李豬肉猪肉

等

療心痛冷痛腹滿如錐刺及蠱毒心痛當歸湯方

當歸三兩　桔梗二兩　吳茱萸三兩　桂心三兩　芍藥二兩　大黃二兩

右六味切以水六升煮取三升三合去滓內鶴蝨一兩

攪溫一沸分三服空腹服之微利爲度忌豬肉生葱外臺卷七毛葉九上下

療蛔蟲惡吐水心痛鶴蝨丸方

鶴蝨三兩擣篩蜜和爲丸用蜜漿水平旦服二十丸日只一服各依前不相妨禁肉若不服則得食○案原脫各至食十四字據影宋本補

鶴蝨丸療蛔蟲心痛方

鶴蝨六兩 吳茱萸五兩 橘皮四兩 桂心三兩 檳榔四兩

右五味擣篩蜜和爲丸如梧子大一服二十丸蜜湯下日二服加至三十丸以蟲出爲度忌生葱外臺卷七葉六至七

療患腹內氣脹雷鳴胸背痛方

丹參○案原有三兩二字小注據宋本盟寧本刪　枳實炙各三兩　桔梗　白术

芍藥各三兩　生薑四兩　檳榔人七枚○案原脱人字據宋本盟寧本補

右七味細切以水九升○案九原作丸據盟寧本改煮取二升七合

去滓分溫三服忌豬肉桃李雀肉生冷油膩魚蒜等

丹參湯療腸鳴發則覺作聲方

丹參　茯苓各三兩　桔梗二兩　生薑四兩　細辛　厚朴炙　食

茱萸各二兩

右七味切以水八升煮取二升五合去滓分溫三服每

服如人行七八里忌生菜豬肉酢物外臺卷七葉三十四至三十五右二

方末一方方出第四卷中今入本卷

腰痛

療腰痛熨法

菊花二升 芫花二升 羊躑躅二升

右三味以醋拌令濕潤分爲兩劑內二布囊中蒸之如炊一斗米許頃適寒溫隔衣熨之冷即易熨痛處定即差

療腰痛大豆熨法

大豆六升水拌令濕炒令熱以布裹隔一重衣熨痛處令暖氣徹冷即易之 張文仲處

又方

取黃狗皮裹腰痛處取暖徹即定 外臺卷十七葉二十上下

療腰卒痛拘急不得喘息若醉飽得之欲死者大豆紫湯方

大豆一升熬令焦

右一味以好酒二升煮豆令熟隨多少飲勿至醉亦云用酒一升 外臺卷七葉二十四至二十五

療腰卒然痛杜仲酒方

杜仲半斤 丹參半斤 芎藭五兩 桂心四兩 細辛二兩

右五味切以酒一斗浸五宿隨多少飲之 已上集驗 忌生葱 生葱 已上本書 外臺卷十七葉二十四下

痃癖

白术丸主宿冷癖氣因服熱藥發熱心驚虛悸下冷上熱不能食飲頭風旋喜歐吐方○案歐原作嘔據宋本照宰本改

白术六分 厚朴四分炙○案原作兩分據宋本改 人參五分 白芷三分 橘皮四分 防風五分 吳茱萸四分 芎藭四分 署預四分○案署預原作薯蕷據宋本照宰本改 茯神五分 桂心四分 大麥蘗四分熬○案蘗原作蘖據宋本改 乾薑四分 防葵四分炙 甘草五分炙

右十五味擣篩蜜和丸如梧桐子酒服十五丸日再加至二十丸忌桃李雀肉海藻菘菜醋物生葱○案原脫忌至葱十

三字據宋本幽亭本補 外臺卷十二葉五下至六上

療兩痃脈急○案兩痃原作兩肋據宋本幽亭本改 肋滿不能食○案肋滿原作痃滿據宋本幽亭本改 兼頭痛壯熱身体痛方

枳實三兩炙 桔梗二兩 鱉甲二兩炙 人參二兩 前胡二兩 生薑四兩 檳榔七枚并子破○案原脫并子破三字據宋本幽亭本補 桂心二兩

右八味切以水九升煮取二升五合去滓分溫三服 為人行七八里久禁生冷魚蒜麵食生蔥○案原脫冷至生六字據宋本幽亭本補 莧菜 外臺卷十二葉九至十上

人參丸主痃癖氣不能食方

人參八分 白朮六分 枳實六分 橘皮四分 桂心六分○案原作七分據宋本幽

寧本改　甘草五分炙　桔梗五分

右七味擣篩，蜜和爲丸，如梧子大，一服十五丸，酒下，日二服，加至二三十丸。禁生冷、猪肉、生葱、雀肉、桃李、海藻、菘菜。○案原脫禁至菘菜十五字，據宋本、幽寧本補。

療冷氣兩肋脹滿痃氣不能食方

白朮三兩　人參二兩　茯苓三兩　枳實三兩炙　生薑五兩○案原作三兩，據宋本改　桔梗二兩　桂心一兩半

右七味，切，以水八升，煮取二升五合，去滓，分溫三服，如人行七八里久。忌生冷、猪肉、魚、桃李、雀肉、醋物、生葱。○案原脫忌至葱十四字，據宋本、幽寧本補。

桃人丸主痃癖氣漫心脹滿不下食發即更脹連乳滿頭面閉悶欬氣急者方

桃人八分去尖皮熬○案原脫去至熬四字據宋本毉心方本補 鼈甲六分炙 枳實六分 白朮六分 桔梗五分 吳茱萸五分 烏頭七分炮 檳榔人五分○案原脫人字據宋本毉心方本補 防葵五分 芍藥四分 乾薑五分 紫菀四分 細辛四分 皂莢三分去皮子○案三分原作二分據宋本毉心方本改 人參四分 橘皮四分 甘草四分炙

右十七味擣篩蜜和丸如梧子服十九日再服加至二十九忌海藻菘菜猪肉冷水生菜桃李雀肉等○案原脫海至肉十四字作口猪肉莧菜五字據宋本毉心方本改補

浸藥酒用下前藥方

紫蘇三兩 牛膝三兩 丹參三兩 生薑六兩 生地黃切三升○案原脫切字據宋本常本補

香豉三升熬○案原脫熬字據宋本補 紫菀三兩 防風四兩 橘皮三兩

大麻人一升五合熬○案原脫熬字據宋本補

右十味細切絹袋盛以清酒二斗五升浸三宿後溫一盞用下桃人丸酒盡更添忌蕪荑

檳榔子丸主腹內痃癖氣滿背痛不能食日漸羸瘦四肢無力時時心驚方

檳榔子六分 桔梗四分 當歸四分 人參五分 桂心四分 前胡四分 橘皮三分 厚朴三分炙 白朮四分 甘草五分炙 烏頭四分炮 乾薑四分

茯神四分　鼈甲五分炙　大黃四分　龍膽六分炙

右十六味擣篩蜜和爲丸如梧子大服十九飲汁下日

二服加至十五○案：疑脫十五二字，擣宋本遞爭本補 二十九酒下六得

忌海藻菘菜猪肉桃李雀肉大酢○案：疑脫海至大十一字，擣宋本遞爭本

補莧菜生葱等

療瘕癖脅背痛時時欬嗽不能食方

桂心四分　細辛四分　白朮六分　厚朴三分炙　附子五分炮　乾薑五分

橘皮三分　鼈甲四分炙　防葵三分炙　吳茱萸三分

右十味擣篩蜜和爲丸如梧子大服十五丸酒下日二

服加至二十三丸忌猪肉冷水桃李雀肉○案：疑脫猪至肉八字，擄

寧本補宋本以莧菜醋物生菜○案原脫生菜二字據宋本熙寧本補生葱等

療痃癖發即兩肋弦急滿不能食方

檳榔子六分 枳實六分炙 桔梗四分 鱉甲四分炙 人參六分 白朮六分 桂心三分 龍膽草五分 前胡四分 蓬莪朮五分 大黃五分 甘草六分炙

右十二味擣篩蜜和為丸如梧子大服十丸酒下日二服加至十五○案原脫十五二字據宋本熙寧本補二十丸忌海藻菘菜桃李雀肉○案原脫海至肉八字據宋本熙寧本補莧菜生葱猪肉等

半夏湯主腹內左肋痃癖硬急氣滿不能食胸背痛者方

半夏三兩洗 生薑四兩 桔梗二兩 吳茱萸二兩 前胡三兩 鱉甲三兩炙 枳實二兩炙 人參一兩 檳榔子十四枚打破○案原脫打破二字據熙寧本補宋本

打字缺損
作口破

右九味切以水九升煮取二升七合去滓分溫三服如人行八九里久忌猪羊肉餳莧菜等

療冷痃癖氣發即痃氣急引膀胱痛氣滿不消食桔梗丸方

桔梗四分 枳實四分炙 鼈甲四分炙 人參四分 當歸四分 桂心三分 白朮四分 吳茱萸三分 大麥蘗六分熬 ○案程脫熬乾薑字據宋本與常本補 細辛四分 甘草五分炙

右十一味擣篩蜜和為丸如梧桐子大一服十丸酒下日再服稍加至二十丸禁生葱猪肉莧菜海藻菘菜桃李

雀肉○案原脫海至肉八字據宋本幽亭本補等

黄耆丸療風虚盜汗不能食腹內有痃癖氣滿者方

黄耆五分 白朮六分 鱉甲五分炙 白薇三分 牡蠣四分熬 茯苓六分

桂心三分 乾薑四分 枳實四分炙 橘皮三分 當歸四分 檳榔子六分

人參六分 前胡四分 附子四分炮

右十五味擣篩蜜和為丸如梧子大一服十五丸酒下

日再服加至二十丸忌桃李雀肉○案原脫桃至肉四字據宋本熙寧本補

醋物猪肉冷水莧冷水莧菜生菜葱外臺卷十二葉十一至十四下

積聚

療腹內積聚癖氣衝心肋急滿時吐水不能食兼惡寒方

鼈甲炙六分 防葵四分 人參四分 前胡四分 桔梗四分 檳榔子八分

○案原脫子字據延寧本補 白朮八分 大黃八分 枳實四分炙 厚朴三分炙

當歸四分 附子四分炮 乾薑四分 甘草五分炙 吳茱萸三分

右十五味擣篩蜜和為丸梧子大一服十五丸酒下日

再服加至三十丸忌桃李雀肉○案原脫桃至肉四字據宋本延寧本補莧

菜猪肉海藻菘菜○案原脫海至菜四字據宋本延寧本補生冷魚蒜

白朮丸主積聚癖氣不能食心肋下滿四肢骨節酸疼盜

汗不絕方

白朮六分 黃耆六分 牡蠣四分熬 人參六分 茯苓六分 烏頭六分炮

乾薑六分 芍藥四分 當歸六分 細辛四分 麥門冬四分去心 桂心五分

前胡四分　甘草六分，炙　防葵三分　鱉甲四分，炙　紫菀三分，炙　檳榔
子六分○案：原脫子字，據《外臺》本補　桔梗三分
右十九味，擣篩，蜜和為丸，空肚酒下二十丸，日再，加至
三十丸。忌莧菜、桃、李、雀肉○案：原脫雀肉二字，據宋本、《外臺》本補　大酢、豬
肉、生葱、海藻、菘菜、生菜○案：原脫海藻至菜六字，據宋本、《外臺》本補　外臺卷十二葉二
十五　上下

淡飲上

療左脇下僻淡澼飲○案：淡原作痰，據宋本改　結在兩脅脹滿羸瘦
不能食，食不消化，喜唾乾嘔，大小便或澀或利○案：大下原脫小字，
據宋本補　或赤或黃，腹中有時小聲，腹內熱，口乾，好飲水

漿辛起頭眩目欲倒脅下痛旋復花丸方

旋復花五分 大黃七分 茯苓三分 澤瀉四分 人參 桂心

皂莢去皮子炙 附子炮去皮各二分 芍藥四分 蜀椒三分去目汗 乾地黃

四分 防葵取水中浮者 乾薑 枳實炙 杏人去雙人尖皮熬 別擣作脂各三

分 ○案原脫雙至分十二字作去皮尖三字據宋本熙寧本補 葶藶子四分熬令紫色別擣

○案原脫今至擣五字據宋本熙寧本補

右十六味，擣篩為末，內杏人、葶藶脂中，碎研調篩度，蜜

和為丸，每食後少時，白飲服三丸如梧子，日二服，稍增

以微利為度。禁食豬肉、魚、麵、蒜、生蔥、酢。令既在脅下有

澼氣水飲結聚不散，數發則悶刺心痛，又未曾服如此

破澼飲藥雖服補藥澼氣不除終是不損恐久積聚更急飲食減少此方正與澼氣相當更有三兩種毒藥令商量除訖其方內有附子及別本續命丸有烏頭此並破澼疾不得不用復聽臨時不丸服烏頭丸澼氣得減亦未必須服旋復花丸忌酢物生葱豬肉蕪荑外臺卷八葉十五上下

延年秘録卷十七

淡飲下

茯苓飲主心胸中有停痰宿水自吐水出後心胸間虛氣氣滿不能食消淡氣○案淡原作痰據宋本改令能食方

茯苓三兩 人參二兩 白朮三兩 生薑四兩 枳實二兩炙 橘皮一兩半切

右六味切以水六升煮取一升八合去滓分溫三服如人行八九里進之忌酢物桃李雀肉等 外臺卷八葉五上

蔦氏主卒頭痛如破非中冷又非中風是胸膈中淡○案原作痰據宋本改厥氣上衝所致名厥頭痛吐即差療方

常山四兩 甘草半兩

右二味切以水七升煮取三升服一升不吐更服亦可

内蓯蓉半升忌生葱生菜海藻菘菜 外臺卷八葉二十四至二十五右方出備急

白朮丸主除風淡○案原作痰攝宋本改積聚胃中冷氣發○案發原作每攝宋本照發動令人嘔吐食或吐清水食飲減少不作肌膚方

白朮五分 白芷三分 乾薑 石斛各六分 五味子 細辛

橘皮 厚朴炙 桂心 防風 茯苓 甘草炙各四分

右十二味擣篩蜜和丸如梧桐子服十九飲下日二加至二十九忌桃李雀肉生葱海藻菘菜生菜酢物一方有人參五分十三味 蔣孝璋處○案原作小分細注攝宋本改

茯苓湯主風淡氣（案淡字作痰據宋本改）發即嘔吐欠呿煩悶不安或吐淡水者方（案淡原作痰據宋本改）

茯苓三兩 人參 生薑 橘皮 白朮各二兩

右五味切以水五升煮取一升五合去滓溫分三服中間任食忌大醋桃李雀肉等

療風痰飲氣逆滿惡心不能食方

人參二兩 枳實炙 白朮各三兩 生薑四兩 桂心一兩半

右五味切以水五升煮取一升五合分溫三服忌桃李雀肉生蔥（張文仲處案張至處四字原作小字細注據宋本改）外臺卷八葉二十五至二十六

诸瘧门退 丁丟心门後

前胡湯主胸背氣滿膈上熱口乾痰飲氣頭風旋方

前胡三兩 枳實炙 細辛 杏人去尖皮碎 芎藭 防風 澤瀉 麻黄去節 乾薑 芍藥已上各三兩 茯苓一作茯神 生薑各四兩 桂心 甘草炙各二兩

右十四味切以水九升煮取二升六合分三服微汗忌生葱油滑豬牛肉麵海藻菘菜生葱生菜酢物外甚差 八葉二十七 下

諸瘧 丁以

療瘧常山丸方裴右庶送

常山四分 青木香四分 蜀漆一分 牡蠣二分熬 乃寧熬朶 南者 作蝦蟆

大黄二分 烏梅肉一分熬 丹砂二分研 豉二分熬 知母二分 蟹甲

二分炙 麻黄一分去節

右十一味擣篩蜜和為丸丸如梧子未發前漱飲服五

丸訖微吐後須臾任食至欲發更服十丸忌莧菜生血

物生葱生菜菘菜油膩

療瘧丸方

常山三兩 甘草二分炙 知母二分

右三味擣篩蜜和為丸丸如梧子未發前飲服十五丸

臨發服十五丸得快吐則愈忌海藻生葱生菜菘菜外臺

卷五葉七上下右二

方系出第十五卷中

療瘧雞子常山丸方

取雞子一枚斷者（案原脫者字擬以意補）開頭出黃及白令盡置小鐺子中又取常山細末量滿前空殼又傾鐺子中又量白蜜還令滿殼復傾鐺子中三味同攪和火煎之勿停手微空可丸則停丸如梧子次病人午時發巳時服三十丸欲至發時又服三十丸用飲汁下欲吐任吐亦如前服訖更不發者不須服服後禁脂膩油麵生菜瓜果七日此方勅賜喬將軍服之立力

外臺卷五葉七至八（又右方原出必效）

療溫瘧壯熱不能食知母鱉甲湯方

知母　鱉甲炙　地骨皮各三兩　常山二兩　竹葉切一升　石膏

碎四兩

右六味切，以水七升煮取二升五合，去滓，分三服。忌蒜

豬肉莧菜生葱生菜。外臺卷五葉十六至十七

蜀漆丸主嶺南瘴風發作熱不定積勞似瘧皆主之

蜀漆　知母　升麻　白薇　地骨皮　麥門冬各五分

烏梅肉　鱉甲炙　葳蕤各四分　石膏八分　甘草三分炙　常

山六分　豆豉一合熬

右十三味，搗篩為末，蜜和丸如梧子大，飲下十丸，日再

服，加至二十九。此方用無不差。加光明砂一兩，神良。忌

海藻菘菜人莧生葱生菜 外臺卷五葉二十上

噫醋

療食訖醋咽多噫吳茱萸湯方

吳茱萸五合 生薑三兩 人參二兩 大棗十二枚破○案原脫破字據巠寅本補

右四味切以水六升煮取二升絞去滓分為三服每服

相去十里久或中間食時後餘服一劑銷療淡破冷○案

原脫或至冷十四字據巠寅本補

損增承氣丸療胸脅支滿背上時有一苓熱則痛腹脹多

噫醋咽氣逆兩脅滿並主之方

前胡七分 枳實七分炙 桂心五分 乾薑五分 吳茱萸五分 茯苓四分

芍藥六分 厚朴十分炙 橘皮七分 ○案原作十 大黄七分 杏

人七十枚去瓣尖皮熬令紫色別搗作脂 ○案原脫瓣人二字又脫熬至脂八字據此本補

右十一味擣篩為末內杏人脂中研調篩度蜜和丸每

服食後少時酒飲任性初服七丸如梧子以氣宣下洩

為度忌生葱大醋 外臺卷六葉四十九至五十上

惡心

白朮丸療惡心嘔吐水不多能食少心力者方

白朮、乾薑 人參 厚朴炙 桂心各八分 ○案原作各六分據此

蜀椒汗 細辛 茯苓 當歸 茯神 枳實炙 五味子

附子各六分炮 吳茱萸六分 遠志五分去心 旋復花四分 澤瀉六分

右十六味擣篩蜜和爲丸如梧子酒服二十丸日再服
加至三十五丸忌桃李雀肉大酢生菜生葱猪肉冷水

外臺卷八
第三十四

延年秘録卷十九

腳氣

茯苓飲主腳氣腫氣急上氣心悶熱煩嘔逆不下食方

茯苓三兩　紫蘇葉三兩　杏人三兩去兩人尖皮碎○紫蘇脫去至碎不字據醫方本補

橘皮三兩　升麻三兩　紫胡三兩　生薑四兩　犀角二兩屑　檳榔十二枚并皮子碎

右九味切以水八升煮取二升五合去滓分溫三服如人行八里久忌醋物　外臺卷十八葉三十七至三十八上

療得嶺南瘴氣熱煩短氣心悶氣欲絕方

香豉一升　梔子十四枚擘　升麻二兩

右三味切以水四升煮取一升半分為三服即定也

嶺南瘴氣面脚腫乍冷乍熱似瘧狀脚腫氣上心悶欬嗽

攤緩頑痺方

大麻人一兩綿裹升麻一兩射干一兩菖蒲一兩甘草一兩炙麻黃一兩去節大黃一兩別浸豉三合綿裹芒消半兩

右九味切以水六升煮取二升去滓乃內芒消分三服

微利一二行解毒熱忌草肉餳海藻菘菜外其卷十八葉五十一上

喉

療喉中熱腫方

鼠粘根切一升

右一味以水五升煮取三升去滓分溫三四服忌蒜麪

外臺卷二十三
葉二十一下

惡核瘰癧

丹參湯療惡肉核瘰癧諸風氣結聚腫氣諸病並主之方

蒴藋 丹參各二兩 甘草炙 秦艽 獨活 烏頭炮

牛膝各一兩 躑躅花 蜀椒各半兩汗

右九味切以水八升煮取三升溫服一升忌海藻菘菜

豬肉冷水

玄參湯主惡核瘰癧風結方

玄參 升麻 獨活 連翹各二兩 木防已 菊花一各

味

兩

右六物切以水八升煮取三升分服一升日三

丹參膏主惡肉結核瘰癧脈腫氣痛方

丹參八分 白歛 獨活 連翹 白及各四分 厚朴 蒴藋 秦艽各六分 防己 玄參 杏人各五分去皮尖

右十味細切以生地黄汁淹漬一宿以練成猪膏四升微火煎五上五下藥成絞去滓以摩病處日三四 外卷二十四

十三葉二十八至二十九

延年秘録卷末分卷

面藥

面脂方

白朮 茯苓 杜蘅各六分 萎蕤 藁本 芎藭 土

瓜根 栝樓各五分 木蘭皮 白殭蚕 蜀水花 辛

夷人 零陵香 藿香各四兩 菟絲子八分 梔子花 麝

香酒浸綿裹 鷹屎白各三分 冬瓜子人五分 桃人五合並碎 白蠟三兩

羊脂腎邊者一升 猪脂三升水浸七日日別易水 猪脏一具 白附子四分

右二十五味並細切酒二升取猪脏桃人冬瓜人綿裹

内酒中挼令消絞取汁用漬藥一宿別煎猪脂令消去

滓以鵝脂羊脂白蠟於鐺中用綿裹內鐺微火煎三上三下藥黃色去滓待澄候凝內鷹屎末攪令勻以塗面妙

又方

防風 萎蕤 芎藭 白芷 藁本 桃人去皮 白附子各六分 茯苓八分 細辛 甘草 香 零陵香各二分 當歸 栝樓研各四分 蜀椒五十粒 鸕鷀屎 冬瓜人各三分研 麝香一分

右十七味酒浸淹潤一夕明日以綿薄寬裹之以白鵝脂三升羊脂三升並鍊成者以煎之於銅器中微火上煎使之然沸○案原脫然字據宋本熙寧本補 勿使焦也乃下之三上

看白附子色黄膏成去滓又入鐺中上火内麝香氣出
仍麝香更以绵濾度之乃内栝樓人桃人冬瓜人等脂
并鷹屎鸕鷀屎粉等攪令稠膏成待凝以瓷器貯柳木
作槌子於鉢中研使輕虛得所生光研之無度数二三
日研之方始好唯多則光滑佳用 外臺卷三十二葉六至七下右二行
先差数

洗面藥方

萎蕤 商陸根 栝樓 杜若 滑石八兩 土瓜根
芎藭 辛夷人 甘松香三兩 黄瓜樓五枚去皮 白茯苓
白芷一斤 木蘭皮 零陵香三兩 麝香二兩 畢豆五升 冬瓜
人二升去皮 猪蹄三具

右十八味擣爲散和葉豆以水桃人参瓜人黄瓜樓子

令碎○案令上原有挼之二字㨿宋本臨實本[redacted]删以猪蹄汁中挼令散和藥

○案原脫以字㨿臨摹本補和藥作餅子曝乾擣篩更和猪蹄汁又

捻作餅更曝乾汁盡乃止擣篩爲散稍稍以洗手面妙

外臺卷三十二葉八
右方无卷数

去風令光潤桃人洗面方

桃人五合去皮

右一味用粳米飯漿水研之令細以漿水擣取汁令桃

人盡可休微温用洗面時長用極妙 外臺卷三十二葉八 右方无卷数

頭風

松葉膏療頭風鼻塞頭旋髮落白屑風痒並主之方

松葉切一升 天雄去皮 松脂 杏人去皮 白芷各四兩 莽草

甘草 零陵香 甘菊花各一兩 秦艽 獨活 辛

夷人 香附子 藿香各二兩 烏頭去皮 蜀椒汗 芎藭

沈香 青木香 牛膝各三兩○案各原作合據宋本改 躑躅花一兩

剉半並

右二十一味㕮咀以苦酒三升漬一宿以生麻油一斗

微火煎三上三下苦酒氣盡膏成去滓濾盛貯以塗髮

根日三度摩之

療頭痒搔之白屑起方

大麻人三升擣碎 秦椒二升

右二味擣，內泔汁中漬之一宿，明旦漉去滓，溫以沐髮訖，用後方白芷一斤，雞子三枚，芒硝一升，三味以水四升煮取三升，去滓，停小冷，內雞子清及消。○案：消原作硝，據宋本改。攪令調，更溫令熱，分為三度，澤頭，覺頭癢即作，洗之，不過三度永除。

療頭風髮落或頭面腫癢白屑方

蔓荊子一升碎 防風三兩 寄生三兩 秦椒一兩 大麻人一升 白芷四兩

右六味切，以水一斗五升，煮取一斗，去滓，以洗頭，三四

度，若加芒硝一升，亦妙。外臺卷三十二葉二十六至二十七右三方並元卷數

療頭風白屑風痒長髮膏方

蔓荊子　附子去皮　澤蘭　防風　杏人去皮　零陵香　藿香　芎藭　天雄　辛夷各二兩　沈香一兩　松脂　白芷各二兩　馬鬐膏　松葉切　熊脂各一兩　生麻油四升

右十七味，以苦酒漬一宿，以脂等煎，緩火三上三下，白芷色黃，膏成，去滓，濾收貯，塗髮及肌中摩之，日三兩度差。

療搔風衝髮、髮不生髮膏方

松葉切　蓮子草切　錬成馬鬐膏　桑根皮切各一升　韭根切

蔓荊子碎，各三合　竹瀝　豬脂各二升　防風　白芷各二兩　辛

夷人　吳藍　升麻　芎藭　獨活　寄生　莽草各

沈香　零陵香各一兩

右十九味，以苦根煮汁竹瀝等浸一宿，以脂等煎之，候

白芷色黃膏成，以塗頭髮及頂上，日三五度，妙。外臺卷三十二

葉三十一上下
右二行无卷数

拔白髮

拔白髮良日

正月四日　二月八日　三月十二　廿三日　兩日並得　四

月十六日　五月二十日　六月二十四日　七月二十八

日八月十九日九月十五日十月十日十一月十日
十二月十日右並以日正午時拔当日不得飲酒食
肉五辛練一拔已後黑者更不變 外台卷三十二葉三十八右方无卷數

澡豆

澡豆洗手面藥豆屑方

白茯苓 土瓜根 商陸根 萎蕤 白朮 芎藭
白芷 栝樓 藁本 桃人去皮各六兩 皂莢五挺去皮子
豆屑二升 猪胰三具 猪蹄四具治如食法爛煮取汁 麵一斗
右十五味取猪蹄汁拌諸藥等暴乾搗散以作澡豆洗
手面妙 外台卷三十二葉五十五至五十一右方无卷數

小兒

療小兒盜汗方

麻黄根　雷丸　牡蠣各三兩熬　甘草二兩炙　乾薑一兩　粱米一升

右六味擣粉以粉身汗即止 外臺卷二十六葉二十四 右方无卷數

乳石

論曰乳者陽中之陰石者陰中之陽乳石從來陰陽精体處至陰之裏有正陽伏其中正陽之中復在至陰之裏故陽生十一月甲子後服乳陰生五月甲子後服石陰陽發明互相爲用而服之皆理於內不泄於外也夫人覆

虚皆帶風氣脈人全賴常德含象理之有無則禍害不生乖於時候則危療立至竊覽古法皆云四月服石此謂浮學不曉由來按聞承開服石食曰四月離閑而未平六月謂得氣之事他皆倣此案以不全實其府不全虚其藏所入風之道無所滞為或有藥觸成痾飲食發疾今并倫次詳而行之舊論曰（口案自舊論曰已下原書提行惟此字本之下有舊字而論上无舊字蓋自舊論曰已下均為定年秘録之文後人為之提行今連寫之以復其舊）神農桐君深達藥性所以相反畏惡備於本草但深師祖學道洪道洪所傳何所依據云

鍾乳動术令人頭痛目疼术動鍾乳（所胸塞短氣）海蛤動

乳石目疾氣短雖患不同其療一矣以與上並相兼速服葱白豉湯其五石大散自後人發動將療亦犯古法乃云鍾乳少术更互相動本草既無成文但學者穿鑿今但依頭疼目痛背塞氣短證候速服葱白豉湯方

葱白切一斤去青　香豉三升綿裹　吴茱萸一升　甘草一兩炙切。集驗作二兩

攝照事
本政

右四味以水一斗半先煮葱白澄清取八升内藥煮取三升分三服訖令人按摩搖動口中嚼物然後仰卧覆以暖衣汗出去衣服湯熱歇即便冷淘飯燥脯等物任意食之

甘草炙三兩　桂心二兩　豉二升　葱白半兩〇集原作半斤據幽寄本改

右四味合服如上法若服此已解肺家猶有客熱餘氣

復服桂心湯方

桂心　麥門冬去心各三兩　人參　甘草各二兩炙　葱白半兩　豉

二升

右六味合服如前法

防風細辛動硫黃令人煩熱脚疼腰痛或嗔忿無常或下

痢不禁防風細辛能動硫黃而硫黃不能動彼始覺發便

服杜仲湯方

杜仲三兩　枳實炙　甘草炙　梔子人十四箇〇集箇原作枚據幽寄本改

杏核人二兩去皮各熬二升

右六味合服如上法若不解復服大麥奴湯方

大麥奴四兩 ○案兩下原複一兩字模糊字卒删 甘草炙 人參 芒硝

桂心熬二兩 麥門冬去心半斤

右六味合服如上法若服此已解脾胃猶有餘熱氣或

冷復服人參湯方

人參 乾薑 甘草炙 當歸各一兩 附子炮一枚

右五味合服如上法

附子 白石英兩更相觸若白石英先發令人煩熱腹脹若

附子先發令人嘔逆不食或口噤不開或言語難手足酸

疫初覺宜服生麥门冬湯方

生麥门冬三兩去心日案巫作四兩擣毉寧本改　甘草二兩　麻黃二兩去節　致

二升

右四味切先以水一斗煮麻黃掠去沫讫内诸藥煮取

三升分三服〻讫日案讫監寧本作别若按摩卧覆取汗候藥氣

散温飯餔藥餔等任食若热未退更服大黃湯方

大黃三兩别漬　甘草二兩炙　梔子二十枚擘九致卄二

右四味切以水九升煮甘草梔子取二升半然日案然下疑有

後字擣毉寧本删下大黃盛三四沸去滓分三服得下泄止日案

泄原作便擦毉寧本改不下者尽服一法若煩热加細辛一兩若

热势未除視脆高而患渴復服栝樓湯方

生栝樓 大麥奴各四兩 甘草二兩炙 葱白半斤 豉二升

右五味合服如上法稍稍一合〇案原作一兩合服之校據匹寧本改

隱約得一升許便可食少糜動熱〇案熱匹寧本作口 若已解胃

中有餘熱復服芒硝湯方

芒硝 桂心各二兩 通草 甘草炙各三兩 白朮一兩 大棗二十

簡牘〇案簡原作枚據匹寧本改 李核人二十一簡去皮

右七味合服如上法若腹脹去芒硝加人參二兩

人參動紫石英令人心急而痛或驚悸不得卧或恍惚忘

誤失性發狂致惛惛欲眠或憒憒喜嗔或瘥或劇乍寒乍

热或耳聋目暗又防风虽不动紫石而紫石犹动防风为
药中亦有人参缘防风动人参转相发动令人心痛烦热
头项强后觉发宜服麻黄汤方
麻黄二两去节　人参一两　甘草二两炙　葱白切一升　大麦奴
一把
右六味切以酒五升汤三升煮取三升分三服良
解服人参汤法
人参三两　细辛一两炙　白术二两　桂心二两　豉三升
右五味以水一斗煮取三升去滓分三服若腹盛加大
黄黄芩栀子各三两

若忘誤狂發猶未除服麥門冬湯方在後礬石發下○案發巡寧本作法

若心有餘熱氣更服人參湯方

人參 防風 甘草炙各三兩 桂心二兩 生薑切 白朮各二兩○案二字原缺作口據宋本改

右六味合服如上法

桔梗動赤石脂令人心痛寒噤手腳逆冷心中煩悶赤石脂動桔梗令人頭痛目赤身體壯熱始覺發宜溫清酒飲之隨能否○案否原作解據巡寧本改須酒勢行則解亦可服大麥麨方

大麥麨令汗出燥止勿令大焦舂去皮細擣絹篩以冷

水和服之入蜜亦佳

礜石無所偏對發則令人心急口噤骨節疼強或節節生瘡將冷太過○案冷原作食按照寧本改發則多壯熱以冷水洗浴然後用生熟湯五石六灌之食少煖食飲少熱酒行步自勞

即服麥門冬湯方

麥門冬半斤去心　豉二升　葱白半斤切

右三味以水七升煮取三升分三服覆暖衣汗出即差

一法加甘草三兩人參一兩半千金又有桂心二兩云始覺發即服葱白豉湯用葱白半斤豉二升甘草二兩炙三味以水六升煮取二升半分三服若散發身體卒

生瘡即服麥門冬湯 外臺卷三十七葉十九至二十三 右論并方並未分卷數

鍾乳散主補虛勞益氣力消食法

防風 人參各一兩 鍾乳二分研 細辛半分 桂心二銖 乾薑一銖

右六味為散分作三貼每晨溫酒服一貼食時服一貼

食時進食不用過飽亦不得過飢常少飲酒使体中熏熏

有酒氣若熱煩以冷水洗手面不用熱食亦不得冷忌

法如常書 ○集忌法如常四字原小書細注今擬例改大書 外臺卷三十七葉八上

间喜将豆腐配煎青葱为佳肴，此为误区也！③骨头，动物骨头如猪排骨等，不要熬烂嚼服，也是因为含钙。④醋酸，在服药治疗过程中，不宜食饮酸性的东西，包括米醋，不利结石的消溶、排出。

胆结石戒食蛋黄（但蛋白可食）及动物脂肪。

妇女有带下病，必戒食南瓜、茄子、苋菜、慈姑等，不然带下难愈或反而增多。

诸如此类，还有许多。说实话，我很长时间知其然不知其所以然。我长年伏案临床，常常是照葫芦画瓢，嘱咐病家服药忌什么口。为什么呢？因为讲究忌口和不讲究忌口常常影响疗效。

当年第五期赴汕尾参加医疗服务的专家有广州铁路医院中医科董永法主任，他办了一期讲座，其中举了一个病例：

有一姓陈的药工，患呃逆，频频发作连睡觉还在打呃，住院医生辨为中焦虚寒证，拟以理中汤加丁香、柿蒂，无效。董主任会诊时认为药证相合，何以无效？遂加针灸，针时呃止，起针又呃，再加艾灸，半小时仍制止不了，令人百思不得其解。后来在一次查房时发现患者在吃香蕉。询之，知其每天以香蕉充饥，每餐三斤。董主任告之因香蕉性寒凉，能使中焦虚寒证加重，不利于其病的治疗，嘱停食香蕉改食常规饭菜，第二天就不打呃了，三天就痊愈了。你说，忌口重不重要？

病人宜吃什么，不宜吃什么，这对疾病的恢复有着重要的关系。有些专家专门编写了饮食忌口常识的专著，证之临床，有的对头，有的不准确，我们当医生的要取佳舍劣，尽可能懂些为什么。总的原则，热性病忌食燥热的，如煎炒、油炸、辛辣、酒类等食物；寒性病忌食生冷、寒凉的食物，如草药凉水、凉粉草果及性寒的水果等；湿邪阻滞则不宜食黏腻食物，如生腌海产品及无鳞的鱼类。

现代医学也注意临床营养学和饮食宜忌。如糖尿病病人不能进食糖类甜品，宜吃低淀粉食物；肾炎病人宜吃低钠食物；高血脂病人不宜吃含胆固醇高的鱿鱼、墨鱼、动物内脏等，宜吃低磷脂类食物。

中医学由于对人体和疾病的认识与现代医学不同，所以在忌口这方面积累了一套食物调理知识。如：

一、胃脘痛（大部分胃病有胃酸过多）

（1）忌食酸醋及酸类食品，包括菠萝、芒果、杏、李等酸性水果。尤其是有溃疡病的患者，酸物会腐蚀胃肠黏膜而加重溃疡病的发作，如米醋本身有丰富的有机酸，能使消化器官分泌大量消化液，从而加大胃酸的消化作用，导致溃疡加重。

（2）忌食甜品，糖类进胃后会酿成胃酸。

（3）缺酸性胃病，如萎缩性胃炎，则宜进食些酸性食物。

(4) 忌食不易消化的生冷硬固食物。

二、咳嗽

(1) 热性咳嗽忌食辛辣刺激性食物；寒性咳嗽忌食生冷、冻品。

(2) 戒烟、酒；忌吃油腻黏滞食物，如腌制海产品等。

三、过敏性皮肤病

(1) 忌食辛辣刺激性食物，如酒、葱、韭菜、辣椒等。

(2) 忌食海鲜发物，如虾、蟹、鸡、腐乳、竹笋、香菇等。

(3) 查出致敏原者，终生忌食能致敏的食物或忌接触致敏因子，如花粉、油漆等等。

四、痹证

(1) 风寒湿痹，忌食酸性过浓的食物，特别是有骨质疏松或是骨折的患者。酸能软化骨骼和脱钙，破坏钙元素在人体内的动态平衡，会促发和加重骨质疏松症，使受伤肢体酸软疼痛感加剧，骨折迟迟不能愈合。

(2) 湿热痹，有发热，关节局部红肿者，忌食猪等动物内脏，特别是肥肉。

（3）痛风病人，忌食海鲜（包括鱼虾、贝壳类）、啤酒，也忌食蘑菇，因为痛风是体内嘌呤物代谢紊乱所致，以上所举这些食物含嘌呤高，吃多了也会引起尿酸增高，尿酸可促使尿中草酸盐沉淀结成晶体。

五、水肿

（1）忌食盐类、肥肉、海鲜、辣椒和酸醋等。

（2）如属肾性水肿，肾脏功能差，忌食可能导致神经功能失调的水果，特别是杨桃。杨桃易使肾小球毛细血管基底膜和上皮细胞损伤而致血尿。

以上所举，是我在临床中针对各种不同证型的疾病，交代患者必要的忌口常识。

有关这方面，许多医书，如《金匮要略》末尾的附录也列举了食物与什么疾病的相宜相克，也有人撰写了专门小册子，如郑启明编著的《中医饮食忌口常识》，以供医生及患者参考。这些食物与疾病相宜相克的知识，一些用现代知识可以得到解释，也有一些尚不能让人理解。

2007 年初，《健康报》曾发表了大题目为《食物搭配禁忌不足为凭》，刊登了几位专家教授的研究结果：一位说，不少民间流行的食物搭配禁忌，多是根据传说或某些人杜撰出来的，指出："食物搭配无明显禁忌。"但又指出吃盐太多，导致患高血压病的人非常多（岂不矛盾）。爱吃火锅，因为油太多，吃进的是典型的垃圾食品。水果加海鲜，不宜同吃，同吃易引起呕吐等等。另一位专家指出中医讲“药食同源，凡膳必药”，常按照临床治疗的需要，体质的不同，季节的不同和疾病的不同来选择相应食物，例如春季是生发的季节，不宜吃酸涩的东西；秋季干燥，不宜吃辛辣的东西。有过敏性疾病，体质敏感或刚动过外科手术的人就应忌食发物，如海鲜、水产品、羊肉、狗肉等。有些强调目前流传的说法有道理，有些则是捕风捉影，不要“听风就是雨”。又一位专家说“目前没有权威说法”。

总之，系统的药食禁忌有待高明者探讨、研究和总结。我辈仅就目前大家公认、解释得通的作为医嘱，希冀不影响药效，甚至抵消或起毒性反应。这才是对人类健康负责任的态度。

跋

本书之所以名之为《养怡医话》，是因为我在汕尾市人民医院退休被反聘五年期满后，本想静下心来整理一些中医临床的经验、体会，以冀给后学者留点实实在在的治病救人的技艺，无奈上门求诊者络绎不绝，于是开办了一间中医馆，取名《养怡堂》。“养怡”者，取之曹操诗“养怡之福，可得永年”。谓之“医话”，则不拘一格，不专一科，以随记形式录载医史、医论、施治、验方和遗药的心得资料。这就非常适合我这类非科班出身的临床医生诊余有感时写点心得、随笔、杂录。《养怡医话》里面的篇章并不算高深和神秘，更有些平易与通俗，诸如学医心得、临床体会、验方秘方之类。本人仅仅立足于临床，着眼于实用，力图寓理法方药于散墨闲聊中，取材真实，宁为浅陋，不愿胡诌乱编以欺骗世人。

我希望这本小册子能够让我的后人、学生以及悬壶济世的同人从中获得一些启发和收获，同时也希望能给古老而辉煌的中医殿堂抹上一道光彩，则吾愿足矣！

本书经好友吕通先生、何秀锄先生做了不少文字上的修改，提了一些宝贵意见，在此一并致谢！

李卓杰

2013 年 08 月 29 日于养怡堂